MARINA BENJAMIN

ZWISCHEN ZEITEN

Vom Erleben der mittleren Jahre

Aus dem Englischen von Sabine Längsfeld

ARCHE

Die Originalausgabe erschien 2016 unter dem Titel
The Middlepause. On Turning 50 bei Scribe Publications UK, London.

Deutsche Erstausgabe
1. Auflage 2020

Gesetzt aus der Utopia Std
Satz: Pinkuin Satz und Datentechnik, Berlin
Druck und Bindung: GGP Media GmbH, Pößneck
Printed in Germany
ISBN 978-3-7160-2791-2

www.arche-verlag.com
www.facebook.com/ArcheVerlag
www.instagram.com/arche_verlag

In Erinnerung an Kirsty Milne
(1964–2013)

INHALT

»Befasse dich gründlich mit allem,
was dir Freude macht, und noch gründlicher mit allem,
was dir Schmerz bereitet.«

Colette in einem Ratschlag
an die Schriftstellerin
Renee Harmon

PROLOG

Ich wohne an einem kleinen Platz im Nordosten Londons. Die Gebäude - gepflegte frühviktorianische Reihenhäuser mit schlichten Fassaden - sind nichts Besonderes; drei Stockwerke, Sprossenfenster, die Küche im Souterrain und nach hinten raus ein handtuchgroßer Garten. Sie wurden zwischen 1850 und 1851 hastig hochgezogen, als die Stadt von der Industrialisierung zu profitieren begann und langsam in die Breite ging. Die Eile hat ihre Spuren hinterlassen. Ohne Fundament gebaut, stehen die Häuser dicht an dicht wie Bücher in einem vollgestopften Regal, jedes verlässt sich auf die Stütze des Nachbarn, und gerade Wände sucht man vergeblich. Die Türrahmen sind schief, die Böden hängen durch. Das ist zwar nicht immer mit bloßem Auge zu erkennen, aber wenn man eine Murmel kullern lässt, kommt sie irgendwann in der Mitte des Raums zu liegen.

Ich gehöre zu den Frauen, die ihr Zuhause in gleichem Maße gestalten wie andersherum: Als würde das Haus, in dem ich wohne, umgekehrt auch mich bewohnen, als hätten seine Räume, seine Reize, seine Marotten spiegelbildliche Entsprechungen in meiner Seele. Ich finde es schön, dass mein Zuhause sich den Jahren widersetzt hat, sich trotz des windschiefen Äußeren immer noch aufrecht hält. Ich erlebe mich zurzeit, an der Schwelle zur Fünfzig, sehr ähnlich.

Der Platz vor meiner Haustür beherbergt eine kleine, öffentliche Parkanlage, die auf ihre Weise ebenfalls Eingang in mich gefunden hat: Ein wildes Dreieck aus Grün, das den Großteil des Jahres über zugewuchert ist. Der Platz wird von einem Dutzend Platanen gesäumt, die sich wie riesige Wächter aus dem Boden erheben und ihre verzweigten Äste über die Hausdächer breiten, während der Park selbst so dicht bepflanzt ist, so zugewachsen mit kleinen Bäumen, Büschen und Gestrüpp, dass es von meinem Ende aus monatelang nicht möglich ist, die gegenüberliegende Häuserzeile zu erkennen.

Es war Liebe auf den ersten Blick. An einem schwülheißen Spätnachmittag irgendwann im Frühsommer 2002 bogen mein Mann und ich - gerade aus den USA zurückgekehrt und ich im siebten Monat schwanger - auf Häusersuche um die nächste Ecke und standen plötzlich vor einer grünen, von oben bis unten wilden Wand. Üppige Bäume, ungepflegt und schwer von duftenden Blüten, ließen trunkene Gliedmaßen über die Straße baumeln, und ungebändigte Büsche reckten ihre stacheligen Ausläufer in sämtliche Richtungen. Ich konnte in meiner Vorstellung schon den Lavendel riechen, Kirschblüten, Schlehdorn und den bitteren Unterton der letzten Rosen der Saison. Die schiere Fülle an wild sprießendem Blattwerk war überwältigend.

Während wir wie hypnotisiert dastanden und nicht fassen konnten, dass sich ein solcher Dschungel tatsächlich seinen Weg durch Ziegel und Asphalt gebahnt haben sollte, wurde in meinem Gehirn jene Region aktiv, die auf Orte reagiert, und setzte ein wahres neuronales Feuerwerk frei.

Ein paar Wochen später stand eines der Häuser plötzlich zum Verkauf, und wir schlugen zu. Nach zähen Verhandlungen und bis an die Grenzen des Möglichen verschuldet, zogen wir ein. Eine örtliche Legende besagt, die Platanen am Wilton Square wären so groß wie in keiner anderen Wohngegend der Stadt. Das glaube ich sofort.

Mir ist dieser Flecken Wildnis mitten in London im Laufe der Jahre aus vielen Gründen ans Herz gewachsen, vor allem als Symbol und Ausdruck kreativer Selbstvergessenheit. Der Platz ist widerspenstig und unbezähmbar - kratzbürstige, freudvolle Qualitäten, die den Parkaufsehern der Stadtverwaltung mit ihren Laubbläsern, Heckenscheren und Rasenmähern immer wieder die Stirn bieten. Diese stachelige Widerstandskraft dringt mir durch alle Poren und inspiriert mich. Wenn ich mit einem Text zu kämpfen habe, spornt der Platz mich zu Wagnissen an und zeigt mir, dass ich nichts zu verlieren habe. Einer prinzipiellen Lebenskraft gleich bestätigt er mir, dass Schöpfen Gedeihen bedeutet und dass es eine Haltung der Großzügigkeit braucht, um Dinge in die Welt zu senden, seien es Blüten, Blätter, Kinder oder Bücher. In der Gegenwart des Platzes will auch ich wachsen.

Meiner Tochter ergeht es offensichtlich ähnlich. Vor einigen Jahren, im Winter, als alles unter einer dicken Schneedecke begraben lag, rannte sie ins Freie, um Schneeengel zu machen, und versammelte gleichgesinnte Freundinnen aus der Nachbarschaft zum fröhlichen Selfieschießen. Neulich hat sie einen Baum adoptiert. Sie verschwand im Geäst, saß mit einem Buch auf dem Schoß gegen den Stamm gelehnt und vertrieb sich in ihrem belaubten Schlupfwinkel die Stunden zwischen Schule und Abendessen.

Jedes Frühjahr erwacht der Platz zu neuem Leben. Kinder rennen kreischend und johlend zwischen knospenden

Rosen, Bärlauchteppichen und Schneeballbüschen herum. Frühmorgens führen Leute ihre Hunde aus, nachmittags treffen sich Mütter mit Kinderwagen auf den Bänken zum Plausch. Und in der Dämmerung versammeln sich Jugendliche, die billigen Schnaps trinken und von den Parkaufsehern, die kommen, um die Tore zu verschließen, verscheucht werden. Ich persönlich mag zwar die berauschenden Sommertage mit dem üppigen Überfluss an Grün und den fröhlichen Picknickern am liebsten, aber in meiner Familie überwiegen die Herbstliebhaber, weil sie nicht genug kriegen können von den tief gelb und leuchtend rot gefärbten Bäumen; als hätte sich nachts jemand rausgeschlichen und den Park bunt angemalt.

Kürzlich ist mir klar geworden, dass ich selbst bereits eine ganze Saison meines Lebens an diesem Ort verbracht habe. Als wir einzogen, war ich hochschwanger, und auch wenn ich damals schon nicht mehr jung war, war ich kraftvoll und vital, gestärkt von der Tatsache, dass in mir ein neues Leben wuchs. Es gibt irgendwo Nacktaufnahmen von mir im neunten Monat. Ich hatte meinen Mann gebeten, mich zu fotografieren, weil es mir nicht gelang, das Ausmaß der Transformation meines Körpers zu begreifen. Die Fotografien sollten forensisch sein, wie die Fotodokumentation, die einen Antrag auf Stadtentwicklung begleitet und aufgrund derer anonyme Bürokraten darüber entscheiden, welche Erweiterungen und Ausbauten strukturell sinnvoll sind und welche nicht. Beim Heraussuchen fällt mir wieder ein, dass es mir damals darum ging, meine maximale Expansion und meine hilflose Okkupation ungeschönt und sachlich zu dokumentieren. Da stehe ich, nackt vor den kahlen Badezimmerkacheln, erst frontal zur Kamera, dann im Profil. Ich überlasse meinem Bauch bereitwillig die Hauptrolle, weil mir wohl insgeheim schon damals klar war, dass dies meine einzige Schwangerschaftserfahrung bleiben würde.

Und so ist es auch: Ich bin Mutter eines Einzelkindes geblieben – eine Tochter, inzwischen fast schon ein Teenager. Heute, zwölfeinhalb Jahre später erkenne ich mich in der Frau auf den Fotos kaum wieder. Inzwischen bestehe ich nur noch aus scharfen Kanten, wulstigen Tränensäcken, knotigen Gelenken. Mein Teint ist fahl und meine Haare sind stumpf vom permanenten Färben. Ich bin quasi überreif, wie Sommerblumen kurz vor dem Verblühen, und es wäre gelogen zu behaupten, dass mir diese Veränderungen nichts ausmachen würden.

Draußen auf dem Platz wird es, während ich dies schreibe, gerade Frühling. Die Kirschbäume beginnen zu knospen. Die Pfingstrosen kommen aus der Erde. Narzissen wiegen sich im Wind, und die Sonne scheint. Schweren Herzens mache ich mir bewusst, dass ich kein Teil dieses Geschehens mehr bin, weil die Phase meines Lebens, die von Zyklen geprägt war, die mit dem Mond und den Gezeiten in Einklang war, mit den Stimmungen der Jahreszeiten, endgültig vorbei ist. Vor allem der Frühling liegt definitiv hinter mir. Ich laufe nicht einfach nur asynchron zu den Rhythmen der Natur, ich besitze keine Rhythmen mehr. Von meinem Arbeitszimmer unter dem Dach unseres Hauses beobachte ich die jungen Mütter auf dem Platz, wie sie sich unterhalten und dabei sanft ihre Kinderwagen schaukeln. Natürlich bin ich froh, mich weiterbewegt zu haben, mir einen Teil meines Lebens zurückerobert und meine Tochter, die schon die weiterführende Schule besucht, in die Welt entlassen zu haben wie einen Vogel in den Himmel. Gleichzeitig fühle ich mich abgehängt – als wäre ich die Einzige, die nicht mehr mitmachen darf.

Meistens schaffe ich es, derart trübsinnige Gedanken abzuschütteln und weiterzumachen, indem ich mir das Gute vor Augen halte, das mein Leben mir beschert: einen engen Familienverband, gute Freunde, meine Arbeit als Autorin und Lektorin (die auf ihre Weise genauso wechselbezüglich ist wie mein Konzept von Zuhause). Aber manchmal, wenn ich verzagt bin und das Gefühl habe, dass es nicht weitergeht, spüre ich am Rande meines Bewusstseins die Grautöne des Lebens näher kriechen. Ich spüre eine Welt der Nachmittage auf mich zukommen, des Dämmerlichts, des Herbstes, und danach eine Welt eisiger Winter und grüblerischer Dunkelheit. Ich bin noch nicht bereit für den Sonnenuntergang.

Über die Fotos gebeugt, staune ich über die Zeitreise, die hinter mir liegt. In meiner Vorstellung blende ich vom Bild meines alten Ich allmählich auf das neue über, als wäre der Zeitraffer das geeignete Fortbewegungsmittel für diese Reise. Ich sehe die Skoliose, die sich an meiner Wirbelsäule zu zeigen beginnt und meine Haltung allmählich nach rechts krümmt; sehe meine Brüste schwerer werden, absacken und langsam nach außen fallen; beobachte, wie die weiche, elastische Haut an den Oberarmen und über den Knien schlaff und pergamenthaft wird. Wann, frage ich mich, haben die glänzenden Adern auf meinen Waden angefangen, sich zu krümmen und knotig zu werden wie von Regenwürmern verdaute Erde? Die Jahre haben sich in Windeseile abgespult. Ich war siebenunddreißig, als ich für diese Fotos posierte, inzwischen bin ich neunundvierzig. Manchmal, aber nicht immer, fühle ich mich verbraucht.

Es gibt eine großartige Serie von Porträts, die der amerikanische Fotograf Nicholas Nixon ab dem Jahr 1975 vier jahrzehntelang von seiner Frau und deren drei Schwestern aufgenommen hat, zuerst auf dem Familiensitz in New Canaan, Connecticut, und danach an verschiedenen Schauplätzen in Massachusetts.[1] Die vier Frauen, anfangs im Alter zwischen fünfzehn und fünfundzwanzig, posierten gemeinsam vor Nixons auf ein Stativ montierter Großformatkamera. Jedes Jahr entstand eine neue Schwarz-Weiß-Aufnahme. Auf manchen Bildern blicken die Brown-Schwestern trotzig in die Kamera, abweisend, die Lippen fest verschlossen. In anderen Jahren wirken sie gelöster, als wären sie bereit, sich dem Betrachter zu öffnen. Der chronologische Aufbau dieser Serie erzeugt ein eindringliches Gefühl von Intimität. Man sieht den Frauen allmählich beim Altern zu und hat das Gefühl, sie über die Jahre zu beobachten. Auf den Bildern wirkt es, als wären die Schwestern einander im Laufe der Zeit nähergekommen. Ist das eine Illusion, das Resultat des handwerklichen Geschicks des Fotografen? Liegt es am gewählten Ausschnitt? Am immer wärmer werdenden Farbton? Oder hat zunehmende Reife die Grenzen der Individualität zwischen den Schwestern verwischt und die Bande der gegenseitigen Fürsorge gestärkt?

Was fehlt, ist die innere Geschichte, der Bericht darüber, wie es sich anfühlt, eine solche Reise hinter sich gebracht zu haben, diese Reise durchs Leben und durch die Zeit, mit allem, was dazugehört: Freude und Liebe, Trauer und Verlust, Erfolg, Wut, Hoffnung, Bedauern und Angst. Die Bilder erzählen uns nichts von den Ursachen für die Spuren, die sich im Laufe der Jahre in die Gesichter der Brown-Schwestern gegraben haben. Wie die Farbflächen und Leerstellen, die man durch die Abriebtechnik des *Brass Rubbing*, einer Variante der Frottage, erhält, reiben uns die sichtbaren Konturen der vier Gesichter all das unter die Nase, was wir nie erfahren werden.

Ich möchte die Leerstellen füllen. Ich möchte in die Lücken zwischen den sichtbaren Veränderungen vorstoßen, die das Altern uns allen auferlegt, und untersuchen, wie der Lauf der Zeit unser Gefühl für uns selbst verändert. Ich könnte die Geschichte hinter jeder einzelnen meiner Kriegsverletzungen erzählen, ich meine die selbst erworbenen, nicht die ererbten. Das sind die *Brass Rubbings*, über die ich sprechen würde, stünde ich da unten zwischen den jungen Müttern auf dem Platz. Ich würde ihnen erklären, wie es sich anfühlt, sich plötzlich an der Schwelle zur Fünfzig wiederzufinden, ohne zu wissen, wie man dort hingekommen ist. Ich wähle meinen Körper als Ausgangspunkt meines Erzählens, für die Einführung jüngerer Frauen in das Geschäft des Älterwerdens, weil ich das Gefühl habe, genau dort ansetzen zu müssen, wenn ich mich gegen die vorherrschende Kultur auflehnen will, welche die Lebensmitte umgibt. Eine Kultur, die uns dazu verleitet, die mittleren Jahre zu verstecken, zu verleugnen, von uns abzuspalten oder, wenn das alles nicht funktioniert, die Beine in die Hand zu nehmen und davonzulaufen, bis die Zeit uns schließlich trotzdem einholt und zur widerwilligen Kapitulation zwingt. Diese Form des Erzählens kann unmöglich einen geraden Weg einschlagen. Der Weg, den diese Erzählung nimmt, schlängelt sich vom Körper zum Geist und wieder zurück und geht auch zwischen Kopf und Herz hin und her. Auch wenn es sich um meinen persönlichen Zeitreisebericht handelt, werden die einzelnen Bestandteile allen vertraut sein.

*

In einer vollkommenen Welt gäbe es keine Brüche. Keine abrupten Enden und Neuanfänge, keine Lücken, keine Sprünge im Lauf der Natur. Der Übergang von der Jugend zur Lebensmitte würde sich sanft entfalten, so wie der Prozess, den Nicholas Nixon mit seiner Kamera einfing. Das Klimakterium ist kein abrupter Wechsel. Es kann mehrere Jahre dauern und seine Wirkung still und leise entfalten. Der Östrogenspiegel einer Frau sinkt allmählich ab; die Monatsblutungen werden unregelmäßig und unberechenbar, und in manchen Fällen dauert dieser Schwebezustand so lange an, dass er irgendwann normal scheint. Vollzieht sich der Wandel auf diese Weise, ist es möglich, ihn zu integrieren und sich daran anzupassen. Die Haare werden allmählich grau, fast unbemerkt; eines Tages blickt man erstaunt in den Spiegel und fragt sich, wo die silbernen Schläfen hergekommen sind. Das Alter schleicht sich auf leisen Sohlen heran, so wie die Fältchen im Gesicht, so wie die Kinder erwachsen werden, so wie die eigenen Eltern irgendwann alt sind. In einer vollkommenen Welt würde diese Erfahrung als Kontinuität erlebt.

Nicht in meinem Fall. Meine Geschichte geht anders. Ich wurde in hohem Bogen in die Menopause katapultiert. Es gab so gut wie keinen klimakterischen Prozess, nur ein Vorher und ein Nachher. Die Kriegsverletzungen, die von dieser Geschichte künden, sind auf meiner Bauchdecke aufgereiht. Vier rote Gänsefüßchen markieren die Eintrittswunden der Arthroskopie. Sie schweben über einer blassroten Narbe, die wie ein schiefes Lächeln aussieht. Das ist die Stelle, in die die Chirurgen doch noch schneiden mussten bei der Hysterektomie, der ich mich vorletzten Herbst unterzog – eine Prozedur, die gut drei Stunden dauerte und mich im Schnellvorlauf in die Menopause transportierte. Die Narben faszinieren mich, weil sie mit ihrem fremdartigen silbrigen Glanz noch immer neu und ungewohnt sind, aber auch, weil sie so ordentlich aussehen. Wenn ich an die monatlichen Unmengen Blut und die krassen Begleiterscheinungen meines fehlerbehafteten Frauseins denke – an all die Jahre, die ich unter heftigen Myomschmerzen litt – erscheint es mir unfassbar, dass meine Fortpflanzungsorgane meinen Körper auf so elegante Weise verlassen haben, ohne den leisesten Protest.

Mit Narben lässt sich nicht streiten. Meine sagen mir klipp und klar, dass eine Phase meines Lebens definitiv vorbei ist und eine neue begonnen hat.

Ich bin oft traurig. Verlustgefühle drücken mich nieder. Ich frage mich, ob es meinem Mann, der ein paar Jahre älter ist als ich, ähnlich geht. Ich mustere ihn manchmal, so objektiv es mir möglich ist. Ich finde, er sieht gut aus. Er ist mit zweiundfünfzig immer noch fit und männlich. Er versucht, auf sich zu achten, geht ins Fitnessstudio, ernährt sich bewusst und zieht aus seiner Rolle als Vater ebenso viel Befriedigung wie aus seinem Beruf (wir sind beide Autoren). Wenn ihn etwas umtreibt, sagt er, dann in erster Linie ein Gefühl der Dringlichkeit, die Angst, sein produktives Leben könnte ihm zu schnell durch die Hände rinnen, obwohl er noch so viel tun und erreichen will. Wie soll er sich zwischen Projekten entscheiden? Und wie schnell kann er sie umsetzen? Im Gegensatz zu mir ist er von seiner rapide schwindenden Jugend offenbar nicht traumatisiert. Stagnationsängste kennt er nicht: Er ist voller Energie und Tatendrang und hat seine Scheinwerfer fest auf die Straße gerichtet; wehe jedem Reh, das blinzelnd seinen Weg kreuzt.

Obwohl es so etwas wie die Andropause[2] – ein männliches Äquivalent zum rapiden Hormonabfall der Menopause – nicht gibt, sinkt auch der männliche Testosteronspiegel nach etwa dem dreißigsten Lebensjahr gleichmäßig ab, um grob geschätzt zwei Prozent pro Jahr. Ein gewisses Nachlassen des männlichen Antriebs, was immer das bedeuten mag – Kampfgeist, Konkurrenzdenken, sexuelle Potenz –, ist unausweichlich. Bei Männern ist die Midlife-Crisis, so sie denn kommt, weniger biologisch als soziologisch geprägt. Wer sein Leben im Griff hat, kann sie ganz vermeiden. Wer nicht, für den ist die Zeit der Klischees gekommen: Motorräder, jüngere Partnerinnen, Sportwagen.

Vielleicht ist es für Männer, die sich in ihrer Lebensmitte ebenfalls schwermütig und aus dem Lot erleben (gleichermaßen schockiert wie wir Frauen über die Veränderungen, die das Ende der Jugend bedeuten), noch schlimmer als für uns, weil sie ohne eindeutige biologische Ursache auskommen müssen, der sie die Schuld geben könnten. Vielleicht auch nicht. In meinen Unterhaltungen mit anderen Frauen stellen sich die Kompromisslosigkeit und die Nachdrücklichkeit als das große Problem heraus, dieses gnadenlose Überranntwerden von der Biologie. Wir hatten geglaubt, der Alterungsprozess würde über uns hinwegwehen wie Wüstenwind über Dünen: Leichte Verwehungen, sanfte Veränderungen der Form wären zwar unvermeidlich, unsere grundsätzliche Dünenhaftigkeit jedoch, unsere Essenz, bliebe davon unberührt. Die Wirklichkeit erleben viele Frauen ganz anders. Das Älterwerden trifft uns wie ein Schlag in die Magengrube und krempelt uns vollkommen um.

Ein Teil der Schuld darf der gnadenlosen Physiologie des Klimakteriums angelastet werden. Eben noch ist hormonell alles im Gleichgewicht, man sitzt fest im Sattel, kreist zyklisch und ohne wahrnehmbare Vorwärtsbewegung durch die Monate, und plötzlich hakt es im Hormonsystem. Die Gänge bleiben hängen, die Kette springt, und man wird unsanft aus dem Sattel geworfen. Instinktiv klopft man sich den Staub ab, hebt das Rad auf und steigt zurück in den Sattel, aber man kommt nicht wieder zurück in die Spur. Mit dem Rundendrehen ist es vorbei. Die meisten Frauen, die ich kenne, haben diesen Aspekt der Lebensmitte als sehr verwirrend erlebt. Wir können nicht fassen, dass wir innerhalb weniger kurzer Jahre nicht mehr sind, wo wir waren und, noch viel verstörender, nicht mehr, *wer* wir waren. Wir haben den Bezug zu unserer Fahrtrichtung und zu uns selbst verloren.

Rein physiologisch ist das Klimakterium ein radikaler Wechsel in der körperlichen Morphologie und Zellfunktion, wie er seit der Pubertät nicht mehr erlebt wurde. Dieser Wechsel gleicht einer inneren Kettenreaktion, die ausgelöst wird, wenn die Eierstöcke, endgültig von ihrem Bestand an Follikeln befreit, die Produktion einstellen und sich auch durch hormonelle Lockungen nicht noch einmal wiederbeleben lassen. Von da an geht es bergab. Ohne Eizellen, die den Zyklus am Laufen halten, kommt es zu einem dramatischen Abfall der Estradiolproduktion, während gleichzeitig auch die Herstellung von Testosteron stark abnimmt und schließlich gegen null tendiert.

Estradiol ist das wichtigste der körpereigenen Östrogene. Es wird in den Eierstöcken gebildet und ist für die Produktion und Reifung der Follikel zuständig. Es sorgt außerdem für die Gesunderhaltung von Haut und

Knochen und steuert die Verteilung des Körperfetts. Außerdem spielt Estradiol im Gehirn eine neuroprotektive Rolle und ist wichtig bei der Verbesserung des Blutflusses in den Herzkranzgefäßen. Ohne Estradiol begibt sich der weibliche Körper zwangsläufig in eine Art Schockzustand. Mannigfache, sowohl kurz- wie langfristige Symptome sind die Folge: von Hitzewallungen bis hin zu einem aus dem Lot geratenen Fettstoffwechsel, von Genitalathropie bis hin zu verminderter Knochendichte. Gleichzeitig führt der Testosteronmangel zu Stimmungsschwankungen und Depressionen, Abgeschlagenheit und verminderter sexueller Lust. Werden all diese Veränderungen gleichzeitig ausgelöst, kann eine gewaltige Verlustangst die Folge sein: Sie überschwemmt einen wie eine Flutwelle, reißt einen mit sich, untergräbt das Selbstgefühl und beraubt einen sämtlicher Lebenskraft.

Auch wenn es mir inzwischen am nötigen Selbstbewusstsein mangelt, die drastischen Veränderungen an Körper, Geist und Seele fotografisch zu dokumentieren, fühle ich mich gezwungen, ein irgendwie geartetes Protokoll zu erstellen. Dabei geht es mir vor allem darum, dem Gefühl Raum zu geben, von der Lebensmitte heimtückisch in den Hinterhalt gelockt und aufs Kreuz gelegt worden zu sein - ein Gefühl, mit dem ich nicht allein dastehe, das weiß ich. Selbst für diejenigen meiner Freundinnen, bei denen die Menopause freundlicher war, höflich an die Tür klopfte, von einem Fuß auf den anderen tretend sanft auf sich aufmerksam machte, ohne gleich mit der Tür ins Haus zu fallen, war die Erkenntnis, plötzlich nicht mehr jung zu sein, erschreckend.

»Ich habe eher mit einem mentalen Klimakterium zu kämpfen«, erzählte mir eine Freundin. »Auf einmal steht jede bedeutsame Entscheidung, die ich in meinem Leben jemals getroffen habe, auf dem Prüfstand - Ausbildung, Berufswahl, Lebensmittelpunkt, Kinder; sogar unsere eigentlich gefestigte Beziehung ist zur Herausforderung geworden.« Von den mittleren Jahren schachmatt gesetzt, ist sie erschüttert von der Dreistigkeit dieser Lebensphase; als hätte die Natur urplötzlich den Rückwärtsgang eingelegt, um jetzt, in der zweiten Lebenshälfte, mit einem Affenzahn sämtliche Errungenschaften der ersten zu untergraben und in infrage zu stellen. Was die »mentale Menopause« betrifft, so sind auch Männer nicht dagegen immun, aber sie sind oft standfester, was ihre öffentliche Rolle betrifft - ihre Karriere, ihren sozialen Status -, als Frauen in der Lebensmitte und haben deshalb festeren Boden unter den Füßen, wenn die Gezeiten des Älterwerdens ihre erodierende Arbeit verrichten.

Wenn ich an diese Gezeiten denke und versuche, mir den Alterungsprozess bildlich vorzustellen, kommt mir die von den beiden Paläontologen Stephen Jay Gould und Niles Eldredge postulierte »Theorie des durchbrochenen Gleichgewichts« in den Sinn. Sie dient dazu zu erklären, wie es in bestimmten Perioden der Erdgeschichte, zum Beispiel dem Kambrium oder dem Devon, zu evolutionären »Spitzen« biologischer Kreativität im Fossilbericht kam, welche auf kurzfristige, sprunghafte Evolutionsphasen der Arten zwischen langen Phasen des Gleichgewichts schließen ließen. Gould und Eldredge lasen daraus ab, dass der Artenwandel sich nicht langsam und in konstanter Geschwindigkeit vollzieht, sondern vielmehr einer Schocktherapie gleicht, die dem Gleichgewicht ins Gehege kommt und Veränderungen Vorschub leistet.

Heruntergebrochen auf die Lebensspanne eines einzelnen Individuums lässt sich so am besten beschreiben, wie sich das Altern für mich anfühlt: ein katastrophaler Sturmangriff, mit dem sich beängstigende Veränderungen Bahn brechen, unaufhaltsam und unumkehrbar. Und noch schlimmer: Diese Veränderungen finden nicht im Außen statt, um einen herum, sondern man erlebt sie im eigenen Inneren. Sie sind einem unauslöschlich auf den Leib tätowiert.

Erstaunlicherweise gibt es bis heute nicht allzu viele schriftliche Schilderungen, die vermitteln, wie es sich anfühlt, die eigene Lebensmitte zu erreichen oder zu durchleben.

1970, als Simone de Beauvoir[3] neue Wege beschritt und mit wissenschaftlicher Ernsthaftigkeit und ergreifender Offenheit über den Alterungsprozess und die Verdrängung der Alten an den Rand der Gesellschaft schrieb, sprach sie von einer »Verschwörung des Schweigens«. Viereinhalb Jahrzehnte später ist offenbar das mittlere Alter der Lebensabschnitt, über den man nicht spricht. Insbesondere über das Klimakterium wird so gut wie kein Wort verloren (es sei denn als Witz, was nur beweist, wie gering in unserer Gesellschaft die Bereitschaft ist, sich mit diesem Thema auseinanderzusetzen), was dazu führt, dass viele Frauen keine Ahnung haben, was während der Wechseljahre in und mit ihrem Körper geschieht, wo die Ursachen für die Menopause zu suchen sind, wie lange die Symptome andauern und vor allem, was sie vom Leben danach erwarten können.

Was hier folgt, ist ein persönliches Zeugnis. Es wird nicht bei allen auf Widerhall stoßen. Vieles davon wendet sich konkret lediglich an die Hälfte der Bevölkerung, nämlich Frauen. Trotzdem sträube ich mich dagegen, mich innerhalb einer Blase zu bewegen, die von vornherein ausschließt, dass sich das, was ich zu sagen habe, auch an Menschen außerhalb meiner spezifischen demografischen Gruppe richtet, und ich hoffe sehr, dass sich Frauen, die anders sind als ich - Singles, Witwen, Frauen anderer Hautfarbe, kinderlose Frauen, lesbische Frauen, Frauen mit Behinderung - und vielleicht sogar Männer - in vielem von dem, was ich anzubieten habe, wiederfinden: Ich will über meine Erfahrung mit dem Fünfzigwerden mit derselben analytischen Intention schreiben, die damals hinter der Bitte an meinen Mann steckte, meine Schwangerschaft fotografisch zu dokumentieren.

Ich widme dieses Buch meiner Freundin Kirsty Milne, meiner Seelenverwandten und Gesinnungsgenossin, einer umwerfend klugen und fähigen Journalistin, die für mich Vertraute und Ansporn war und darüber hinaus - wie man im Jiddischen sagt - ein wahrer *Mensch*. Wer die Widmung dieses Buches aufmerksam gelesen hat, dem wird nicht entgangen sein, dass Kirsty ihren fünfzigsten Geburtstag nicht mehr erlebt hat. Sie starb nach langer, schwerer Krankheit nur sechs Monate vor dem Ziel.

Was auch immer dieser Verlust sonst für mich bedeutet, er hat mich in Bezug auf mein eigenes Alter zu einer neuen Form von Akzeptanz geführt. Wie kann ich dagegen wettern, fünfzig zu werden, wenn ich mich doch glücklich schätzen darf, noch hier zu sein, gesund und lebendig, im Gegensatz zu meiner verstorbenen Freundin? Dabei bin ich aber nicht in erster Linie erleichtert, weil ich mitten im Leben stehe und weiter daran teilnehmen darf. Nein, was ich empfinde, ist wohl am ehesten bittersüße Wehmut.

Ein Gefühl, wie man es vielleicht beim Anblick einer Blüte kurz vor dem Welken hat. Die Ränder der Blütenblätter sind bereits dunkel verfärbt, und die stabilisierenden Kelchblätter können die Kraft nicht länger aufrechterhalten und werden schlaff. Bald wird die Blüte auseinanderfallen. Und doch macht dieser Zustand zwischen zwei Stadien die Blume umso schöner; noch ist die vergehende Pracht gegenwärtig, und noch gelingt es der Blüte, die vollblühende, im Schwinden begriffene Form - ihr Sein und ihr Werden - in perfekter Spannung zu halten.

ORGANE

Ich dachte immer, wenn es so weit wäre, könnte ich der Menopause mit einer gewissen Würde begegnen. Nicht, dass ich mich je groß mit dem Thema beschäftigt hätte. Doch gerade weil die Menopause für mich nie mehr war als ein nebulöser Zustand irgendwo am Horizont, war es leicht (und auch tröstlich), mir mein erhabenes künftiges Ich vorzustellen, das dem Klimakterium hoch erhobenen Hauptes entgegentritt. Ich würde die Menopause zwar nicht mit offenen Armen willkommen heißen, das Ende der - insgesamt mehr als vierhundert - sturzbachartigen Reinigungsaktionen aber auch nicht betrauern, die ich seit meinem vierzehnten Lebensjahr jahrein, jahraus alle sechsundzwanzig Tage durchleiden musste. Ich war überzeugt, dass ich das Klimakterium genauso tapfer ertragen würde, wie ich die außergewöhnlich mühsame, mit so einigen Widrigkeiten verbundene Schwangerschaft und Geburt meiner Tochter ertragen hatte. Wie schlimm konnte es, verglichen mit ständiger Bettlägerigkeit und wiederholten Krankenhausaufenthalten, schon werden?

Wie sich herausstellte, ereilte mich die Menopause plötzlich und ohne jedes Vorspiel. Sie wurde mir von den Chirurgen mitleidig überreicht wie der Trostpreis der Krankenhaustombola. Man hatte mir die Gebärmutter entfernt, die beladen mit Myomen in etwa so viel wog wie ein Netz Mandarinen, und meine Eierstöcke hatten als Teil des Komplettpakets gleich mit dran glauben müssen. Im Alter von knapp neunundvierzig war ich plötzlich steril und stand unter Schock. Jegliche Würde (falls man das Verdrängen von Angst überhaupt so nennen kann, das ich im Vorfeld praktiziert hatte, um meine Unterschrift unter die medizinische Einverständniserklärung setzen zu können) lag in tausend Scherben um das Krankenbett.

Hinterher standen die Chirurgen unsicher über mich gebeugt und wussten im Grunde nicht viel mehr zu sagen, als meine Narben zu bewundern. »Das sieht alles sehr schön und ordentlich aus«, sagten sie und lächelten schmallippig, die Gesichter verschwommen unter dem grellen Neonlicht. (Ich fand, mein Bauch sah aus wie der von Frankensteins Monster.) Der Oberarzt trug statt des üblichen weißen Kittels oder dem typischen OP-Grün einen gut geschnittenen, teuren Schurwollanzug mit passender Weste. Ich erinnerte mich, irgendwo gelesen zu haben, diese Bekleidung zur Visite sei ein Hinweis, der Patienten und Krankenhauspersonal signalisieren sollte, dass der gute Mann auf dem Sprung war: Er hatte Besseres zu tun. Ich stellte mir vor, wie mein Chirurg in seinen schicken Sportwagen stieg, aus der Stadt hinaus düste, mit dem Fuß auf dem Gaspedal möglichst viel Abstand zwischen sich und das Elend brachte und dabei die schale Krankenhausluft in seinen Lungen gegen frische Landluft austauschte. Vielleicht war das aber auch nur meine eigene Fluchtfantasie. Der zweite Chirurg, der aussah, als wäre er höchstens siebzehn, wirkte ähnlich unglücklich wie sein Kollege, dass er den Samstagvormittag mit dem Anblick meiner perforierten Bauchdecke verbringen musste. Ich ertappte mich bei der Überlegung, wo die Menopause bei jemandem wie ihm wohl ihren Platz hatte: Jung, männlich, intelligent, vielleicht kinderlos und mit einer Mutter, die vermutlich jünger war als ich, moderte das Thema Klimakterium mit Sicherheit im dunklen Keller seines Bewusstseins vor sich hin, irgendwo im vernachlässigten Durcheinander zwischen Briefmarkensammlung und Geburtstagskuchenglasuren.

In ihrem Auftreten waren die Ärzte durchaus freundlich. »Kommen Sie in acht Wochen wieder«, sagten sie. Die Worte hatten einen angenehmen Unterton, als sei ihnen das, was sie sagten, tatsächlich ernst. Ich dachte mir, dass es also noch zwei Monate dauern würde, bis ich mit der Hormonersatztherapie anfangen konnte, und glitt, derart beruhigt, in sanften Schlaf.

Ich habe Krankenhäuser immer schon gehasst. Sobald ich einen Fuß in ein Krankenhaus setze, empfinde ich körperliche Schmerzen. Ehe ich jemanden im Krankenhaus besuche, muss ich mich innerlich wappnen, weil mich, sobald ich durch die Tür bin, eine ganze Welle aus Sinneseindrücken überschwemmt – Treibhausbeleuchtung, weiße Flure, Desinfektionsmittelgeruch, vermischt mit dem süßlich penetrantem Geruch von Blut – und mir stechende Schmerzen durch die Leisten jagt, die sich von dort ihren Weg in meine Eingeweide bahnen. Es bedarf all meiner Selbstberuhigungskünste, um mich zum Weitergehen zu bewegen.

Es war trotzdem einfach gewesen, mich zu beruhigen. Meine Kleidung in Vorbereitung auf die Operation verstauen, ein paar freundliche Worte, eine Spritze, gegen die Schmetterlinge in meinem Inneren. Ganz kurz nur hatte ich einen fast übermächtigen Fluchtreflex verspürt, als ich in Krankenhauskittel und zehenlosen Thrombosestrümpfen vor dem Lift stand, ehe mich die verzweifelte Erkenntnis traf, dass es zum Wegrennen verdammt noch mal zu spät war.

Aber das lag alles hinter mir. Meine Ärzte hatten mir den Entlassungsbrief überreicht. Das Leben ging weiter. Nach drei wie im Opiumnebel vergangenen Tagen voller Schlaf, Schlaf und wieder nur Schlaf, verabschiedeten mich die fröhlich winkenden Krankenschwestern in die Welt der Gesunden. Die versprochene Folgeuntersuchung hat sich bis heute nicht ergeben. Und die Welt, in die ich zurückkehrte, hatte sich während meiner Abwesenheit unwiederbringlich verändert.

Ich hatte mich mit einer gewissen Ungezwungenheit unters Messer gelegt. Ich hatte mich darauf gefreut, mich von einem heiklen Aspekt meiner Fruchtbarkeitsgeschichte verabschieden zu dürfen. Ich hatte Gebärmutter und Eierstöcke immer als lästig empfunden, Hindernisse, die mich in meinem agilen Leben behinderten, in meiner Arbeit als Autorin und Lektorin, in meinem Muttersein und nicht zuletzt in meinen bequemen Illusionen bezüglich meiner Tipptoppgesundheit. Ich dachte, ohne die (sprichwörtliche) Last dieser Organe könnte ich mich endlich befreit durchs Leben bewegen. Ich hatte sogar darauf bestanden, allein ins Krankenhaus zu gehen. Die Rückkehr machte all diese Vorstellungen auf einen Schlag zunichte.

Mathematisch betrachtet, ist die Menopause hormonell wie auch körperlich eine Subtraktion. Organe stellen ihre Dienste ein oder werden entfernt, und man verliert alles Mögliche – Jugendlichkeit, Glanz, Vitalität, Zeit – und bekommt das meiste davon nie wieder. Eine meiner Freundinnen, die sich besorgt zeigte, mit welcher Nüchternheit ich der Operation entgegensah, erzählte mir von ihrer Schwester, die nach ihrer Hysterektomie beim Anblick der plötzlich überflüssig gewordenen Tampons im Badezimmerschrank beinahe zusammengebrochen wäre. Niemand, am wenigsten sie selbst, hatte im Vorfeld daran gedacht, die Dinger zu entsorgen. Natürlich war ich meiner Freundin für ihre Anteilnahme dankbar, aber ich war gleichzeitig dermaßen froh, meine widerspenstigen Organe endlich loszuwerden, dass ich mich mit Freuden daranmachte, jegliche Erinnerungen an meine fruchtbaren Jahre in die Tonne zu klopfen. Raus flogen Tampons, Verhütungsmittel, Schmerztabletten, Oma-Unterhosen. Ich würde eine Subtraktion mit der nächsten ausgleichen. Galt in der Mathematik nicht das Gesetz von minus mal minus gleich plus?

Die Anzeichen des Klimakteriums sind nicht unbedingt leicht zu erkennen. Es kommt zu einer allmählichen Anhäufung im Einzelnen kaum spürbarer Rückgänge, die manchmal erst im Nachhinein als Wandel erkennbar sind. Die Menopause ist für viele Frauen eher allmähliches Ausrollen als Vollbremsung: behutsame Wegbereitung in eine neue Heimat statt Schleuderflug per Katapult. Vielleicht kommt der Schock für die Frauen, bei denen das Klimakterium ein Prozess ist, eine Affäre in Phasen, erst später. Sie verpassen zwar das Hauptbeben selbst, müssen dafür aber mit den milderen Nachbeben zurechtkommen.

Im Rückblick betrachtet würde ich mir wünschen, ich gehörte auch dem zweiten Lager an, denn sobald ich meine Rechenaufgaben erledigt hatte, wurde mir mein Denkfehler klar. Ich hatte mit der Mathematik auf die falsche Metapher gesetzt; die Chemie wäre das geeignetere Fachgebiet gewesen.

Für mich war die Menopause so plastisch und real wie die schimmernden Markierungen auf meinem Bauch, die den Fluchtweg beschilderten, und ebenso unerbittlich. Sie stellte immer schriller ihre Forderungen, und zwar zusätzlich zu allem anderen, mit dem ich in der Lebensmitte sowieso schon zu kämpfen hatte: mein Vollzeitjob und noch ein Päckchen obendrauf; schlaflose Nächte und noch ein Päckchen obendrauf; Mutterschaft, Partnerschaft, Freundschaften - und noch ein Päckchen obendrauf. Statt der asketischen Abwesenheit, die ich mir ausgemalt hatte, war ich mit einer schwierigen und anstrengenden Präsenz konfrontiert. Außerdem hatte die Menopause, wie ich schon bald herausfand, eine ungeheure Kraft, die Welt ins Wanken zu bringen.

Der Begriff Menopause leitet sich vom altgriechischen *men*, zu Deutsch »Monat«, sowie von *pausis* ab, was »Ende« bedeutet: »Das Ende der Monatsblutungen«. Doch wie die Freundin, die mir von ihrer »mentalen Menopause« erzählte, sehr klar erkannt hatte, gleicht die Menopause in vielerlei Hinsicht eher einem Bruch, einem Riss, und der jähe Sturz mittels Hysterektomie ist lediglich die Zeitrafferversion der grundlegenden Realität, nämlich, dass die Menopause das Leben in ein Vorher und ein Nachher unterteilt, das Jungsein vom Nichtmehrjungsein trennt und die eigene Identität aufspaltet in das altbekannte Selbst und etwas völlig Fremdes. Die Menopause ist ein stumpfes Werkzeug.

Besagter Bruch zwingt die Frau im Klimakterium dazu, sich durch psychisch fremdes Terrain zu tasten, fremd hauptsächlich im Sinne von Selbstentfremdung. Es ist eine unheimliche Gegend, durchsetzt mit außerkörperlichen Erfahrungen und enthüllenden Augenblicken der Klarheit, die völlig ohne Vorwarnung misstönende Wahrheiten offenbaren. Das wiederum sorgt für Stimmungsschwankungen und Kehrtwenden, wie man sie seit der Pubertät nicht mehr erlebt hat und die im reifen Erwachsenendasein zu sprunghafter, atemberaubender Waghalsigkeit führen: Plötzlich möchte man alles hinschmeißen, den Beruf an den Nagel hängen, den Partner verlassen, auswandern. Man flirtet mit Extremen, schlittert haarscharf am Rand des Wahnsinns entlang. Es fühlt sich an wie die eigenartige Anziehungskraft des Erdbodens, die man verspürt, wenn man vom Dach eines sehr hohen Hauses hinunterblickt.

Jede im Land der Menopause angestimmte Note klingt misstönend. Die Erfahrung lässt sich vielleicht mit einer Geisterbahnfahrt auf dem Rummelplatz vergleichen, und der einzige Trost besteht darin, dass am Ende der Holperfahrt, wenn einen alle Geister angesprungen haben und auch das letzte blecherne Lachen verhallt ist, eine Existenz von solcher Monotonie und Farblosigkeit wartet (falls man den Gerüchten Glauben schenkt), dass man das Drama fast vermisst.

Ein paar Monate nach meiner Operation sah ich im Nachmittagsfernsehen ein Interview mit einer bekannten Seriendarstellerin zu ihrer Hysterektomie und dem plötzlichen Eintritt der Menopause. Sie war gerade fünfundvierzig geworden. Sie sei zu jung, um sich mit der Aufkündigung ihrer Fruchtbarkeit auseinandersetzen zu müssen, sagte sie. Die neue Situation hatte sie getroffen wie ein Blitz aus heiterem Himmel, und sie war immer noch damit beschäftigt, wieder zu sich zu kommen.

Die Frau sah aus wie das blühende Leben; rosiger Teint, lächelnd, mit glänzendem Haar: rein optisch war sie voll da. Gleichzeitig war sie ganz offensichtlich traumatisiert.

Sätze blieben unvollendet in der Luft hängen. Zusammenhänge gingen verloren. Sie faselte und unterbrach sich dann abrupt, als würde sie sich fragen, wohin der Sinn geraten sei – aus dem offen stehenden Mund entflohen? Die Moderatoren versuchten behutsam, sie durch das Gespräch zu lenken, doch schließlich brachte sie kein Wort mehr heraus. Sie lief rot an und erstarrte. Rettungslos verloren.

Am nächsten Tag äußerte sich die Tagespresse besorgt über ihren Zustand. Waren Medikamente im Spiel? Oder gar andere, illegale Substanzen? Litt sie an psychischen Problemen? Depressionen, womöglich? Panikattacken? An einer Angststörung? Natürlich gab es bei ihr eine Geschichte von Instabilität – die pflichtschuldig ans Licht gezerrt wurde. Und hatte sie nicht erst vor wenigen Monaten, so die Zeitungen, als Aushängeschild für eine Anzeigenkampagne von Weight Watchers gedient? Was war nur los mit ihr?

Ich habe die Geschichte nicht weiter verfolgt und weiß nicht, ob besagte Schauspielerin wieder auf die Beine kam und sich gegen die gemeinen Sticheleien zur Wehr setzte. Aber den psychischen Riss in ihr konnte ich gut nachvollziehen. Ich lebte in einem Zustand permanenter Schlaflosigkeit, mein innerer Thermostat funktionierte nicht mehr, meine Stimmung war ständigen Schwankungen unterworfen, und immer öfter brachte ich keine zusammenhängenden Sätze mehr zustande. Ich hatte das Gefühl, an Worten zu ersticken. Fühlte mich wie stranguliert. Ich fragte mich, was ein Psychologe zu der Art zu sagen hätte, wie ich die Worte abwürgte. Am schlimmsten waren die Substantive, ganze Wortfamilien verschwanden einfach. Ich kannte die Dinge, die ich benennen wollte, das heißt, ich erkannte die Gegenstände nach wie vor zweifelsfrei und wusste auch, welchem Zweck sie dienten, doch ihre Bezeichnungen verweigerten sich mir beharrlich, egal, wie finster ich sie anstarrte. Stattdessen gebar ich ein umfangreiches Nonsensvokabular. Toaster und Schulbücher und Nagelfeile und Autos und Mobiltelefone und Decken und Supermärkte und Halloumi wurden Sagdochmals und Dasdas, Duweißtschons, Dingsdas und Dingelings. Mein Mann und meine Tochter waren unglaublich geduldig, benannten behutsam die Gegenstände für mich wie für den jüngsten Neuzugang des Pflegeheims, in dessen Leitungsstab sie sich plötzlich wiederfanden. Würde ich von dem warmen Gefühl erzählen, das sich in mir ausbreitete, sobald ich in dieser neuen Welt auf eine Mitreisende traf und wir uns über unsere Wortschwindsucht austauschten, könnte man auf die Idee kommen, das Klimakterium hielte eine gewisse Entschädigung parat. Aber die Wahrheit ist trostloser, irgendwie, verzweifelter. Unsere Verbundenheit glich eher dem Aneinanderklammern zweier Ertrinkender. »Ja, genau, die Substantive gehen flöten!«, stimmte mir eine Freundin im Überschwang geteilten Leids zu. Doch von der momentanen Erleichterung abgesehen, dass wohl doch keine früh einsetzende Demenz im Spiel war, schien die Übereinstimmung im Erleben mein Gefühl von Leid nur noch zu unterstreichen. Ach ja, dachte ich, wieder eine Seele mehr in dieser neuen, seltsamen Welt.

Oberflächlich betrachtet, ist das Verschwinden von Worten nur eine weitere Subtraktion. Ich aber erlebte mit Händen greifbare Verwirrung. Man ist sich des Fehlens bewusst, der Anstrengung, des Scheiterns und, falls der Zustand andauert, eines immer stärkeren Unbehagens. Die Menopause mag auf dem Papier mit einem gigantischen Minus gekennzeichnet sein, doch in Wahrheit fühlt sie sich an wie ein chemisches Experiment, in dem ein Stück Lithium oder Natrium in einen Behälter mit Wasser geworfen wird und es zu rauschen und zu zischen beginnt, während das Material im Todeskampf des Zerfalls im Zickzack über die Wasseroberfläche flitzt, bunte Flammen in alle Richtungen schlagen und überschäumende Blasen hochbrodeln und zerplatzen und wieder brodeln.

Und dann ist es vorbei.

Eben noch existiert man ausschließlich in diesem wilden Klammergriff, und einen Moment später wird man losgelassen und fühlt sich nur noch welk und ausgelaugt und verbraucht.

*

Nach der Hysterektomie nahm ich mir einen Monat frei, eine Zeit, auf die ich mich perverserweise gefreut hatte wie auf einen bevorstehenden Urlaub. Die erste Woche lag ich nur im Bett, weidwund und deprimiert. Ich verbrachte Stunden damit, mir unter Mühen vorzustellen, wie anders mein Leben sein würde - wie positiv anders -, wenn ich erst wieder auf den Beinen wäre. Ich fragte mich, ob ich Eigenschaften an mir entdecken würde, die bisher von meinen hysterischen Fortpflanzungsorganen unterdrückt worden waren, oder jene unerwarteten Wogen produktiver Energie erleben, von denen Frauen um die fünfzig so gerne berichten. Etwas konkreter versuchte ich, realistische Schätzungen darüber anzustellen, wie lange es dauern würde, bis ich mich endlich wieder aufraffen konnte, ins Fitnessstudio zu gehen. Auf einen Kissenberg gestützt, starrte ich zum Fenster hinaus und sah gelben Platanenblättern dabei zu, wie sie von den Bäumen segelten und mit dem Wind durch die Luft wirbelten. Offensichtlich stand ein früher Winter bevor, mit grauen Wolken im Gepäck, die gut zu meiner Stimmung passten. Positiv war, dass mich zur Ablenkung liebe Freundinnen besuchen kamen, mit Gebäck und Gesprächen. Es kann als Maß für den Mangel an Hirnkapazitäten jener Tage gelten, dass ich mich zwar nicht mehr an den Inhalt unserer Gespräche erinnere, wohl aber an die Stärkungsmittel: Walnussbrownies, Maracujabaisers, Erdbeerbiskuit.

Nachmittags kam meine Tochter ins Zimmer, um mir Gesellschaft zu leisten. Sie legte sich zu mir aufs Bett, und ich durfte mit ihren Haaren spielen, während sie mir die neusten Neuigkeiten aus der Schule servierte. Dorothy hatte sich mit Maud zerstritten, wieder mal, Miss Harrison hatte sie für ihr 3-D-Modell der Büchse der Pandora gelobt, das sie mit Schleifchen verziert und mit Reißzwecken gefüllt hatte, um zu zeigen, dass im verführerischen Äußeren Gefahr steckte. Das Leben, wie sie es erlebte, pulsierend und schnell, fand anderswo statt. Es wehte mit ihr ins Zimmer herein, ich bekam ein, zwei Brisen ab, inhalierte die frische Luft, und schon war es wieder verflogen.

In der zweiten Erholungswoche humpelte ich durchs Haus. In der dritten Woche wurde ich von einer Entzündung des Tiefengewebes niedergestreckt, gegen die ich hammerartige Antibiotika verschrieben bekam. Dies wiederum führte zu einer weiteren Woche im Bett, die ich zum größten Teil mit der Lektüre jener Sorte Bücher verbrachte, die mir unter normalen Umständen nicht ins Haus gekommen wären. Wellnessratgeber.

Sie sind ein seltsames Genre, eine Gattung, in der Selbsthilfe auf Medizin auf Spiritualität trifft. Früher fanden sich solche Bücher in den »Körper, Geist & Seele«-Abteilungen großer Buchhandlungen, aber irgendwie klingt diese Titulierung inzwischen verdorben durch die New-Age-Ära der Neunzigerjahre. Wellness dagegen gehört ins 21. Jahrhundert: sachlich, optimistisch, gut gelaunt. Wellness ist bestechend. Und Wellness ist selbstermächtigend. Wie uns die Altmeister der Wellness verkünden, sind ein gesunder Geist und Körper für alle zu haben, aber nur durch harte Arbeit und die richtige Einstellung, zu deren Hauptmerkmalen die Entschlossenheit gehört, alles Negative ins Positive umzukehren. Man braucht die Leiden, Wehwehchen und Unzulänglichkeiten der Lebensmitte nur genau genug unter die Lupe zu nehmen, und man erkennt die in Geheimschrift verfasste Botschaft, dass man sich lediglich verändern muss. Schmerzen die Knochen, dann liegt es daran, dass man eine emotionale Bürde mit sich herumschleppt, die einen niederdrückt, die man ablegen, von der man sich befreien muss. Kann man nicht schlafen, ist das ein Signal, dass man die wachen Stunden anders nutzen muss. Jeder Verlust ist ein verkleideter Gewinn.

Ob eine ordentliche Dosis Wellness mein Wohlbefinden wiederherstellen würde? Ich wusste es nicht. Jedenfalls fühlte ich mich nach der Lektüre dieser Ratgeber, als sei ich durch eine Geheimtür gelangt und über einen Stapel mit Sprengstoff gespickter Untergrundliteratur gestolpert, die man hier versteckt hatte, weil das Klimakterium ein so schäbiges, unelegantes Nischenthema war. Nur die Eingeweihten werden marktschreierisch hereingebeten: Hallo? Fühlen Sie sich unausgeglichen? Leiden Sie an Schlafstörungen, nächtlichen Schweißausbrüchen, an Lustlosigkeit, unregelmäßigen Monatsblutungen? Kommen Sie, kommen Sie, hier entlang ...

Wie eine staunende Rekrutin fand ich mich (angemessen torkelnd und taumelnd) vor der Hohepriesterin weiblicher Selbsthilfe wieder, Dr. med. Christiane Northrup – leuchtende Fackel der Wellnessbewegung, Autorin einer ganzen Reihe Bücher zur weiblichen Gesundheit, zertifizierte Geburtshelferin und Gynäkologin, regelmäßiger Gast bei *Oprah*, vielgelesene Kolumnistin, Bloggerin, Rednerin, Mutter und Allrounddynamo. Dr. Northrup steht an der Spitze der gegenwärtigen Welle von Wellnessdenken, das die Menopause als Befreiung betrachtet. Sie möchte das Klimakterium als »Geschenk« oder »Segen« verstanden wissen, als einen »Weckruf« an Frauen, ihr Leben endlich selbst in die Hand zu nehmen, ihre Bedürfnisse zu artikulieren und ein für alle Mal aus dem Schattendasein als Betreuerinnen, Ehefrauen und Mütter herauszutreten. Die Zeit der Zyklen, sprich der Zyklen der Abhängigkeit (denn, so ihr Argument, der monatliche Zyklus hält unsere Aufmerksamkeit auf die Bedürfnisse anderer gerichtet), ist vorüber, und eine neue Phase größerer Zuversicht und Durchsetzungsfähigkeit ist nah. In *Weisheit der Wechseljahre*[4] einem Sechshundert-Seiten-Schinken, der seit seinem Erscheinen im Jahr 2001 ein ziemlich konstanter Bestseller ist, behauptet die Autorin, dass das Nervensystem der Frau während der Wechseljahre leistungsfähiger und »… ganz buchstäblich neu verkabelt wird. (…) Die Gedanken einer Frau, ihre Fähigkeit, sich zu konzentrieren, und die Menge an Brennstoff, die die intuitiven Zentren in den Scheitellappen ihres Gehirns speist – all dies wird von den neu verkabelten Schaltkreisen beeinflusst.« Allein in den Vereinigten Staaten, sagt sie, durchlaufen vierzig Millionen Frauen diese neurologischen Upgrades, als gehörten sie Schläferzellen einer anarchistischen Untergrundbewegung an, die gerade erwachen und sich bereit machen, den Kampf aufzunehmen gegen die Gesellschaft, wie wir sie kennen.

Northrups Botschaft ist nicht nur radikal, sondern aufwieglerisch. »Wir sind mächtig«, schreibt sie, und »potenziell gefährlich für jede Institution, die auf dem Status quo aufbaut.« Wie »die Lokomotive eines Hochgeschwindigkeitszugs« werden Frauen in der Lebensmitte »die Evolution unserer ganzen Gesellschaft rasch voran[treiben] – (...) an Orte, die noch in keinem Atlas zu finden sind.« Und was ist, laut Northrup, die Quelle dieser Kraft? Die »eruptive Energie«, befreit von dem »die Fantasie vernebelnden Schleier«, also der weiblichen Abhängigkeit von den Fortpflanzungshormonen.

Eine der ersten Aktionen, auf die Dr. Northrup ihre eigene eruptive Energie verwandte, war, ihre Ehe in die Luft zu sprengen. Wie viele Frauen ihrer Generation, die eine Karriere verfolgten, gleichzeitig aber an traditionelle Rollenbilder von guten Ehefrauen und Müttern gefesselt waren, betrachtet Northrup familiäre Bindungen als Hemmschuh, nicht als Stütze. Nur die Menopause – der endgültige Stillstand der Uhr, das Ende dieser kulturellen Realität – lässt Frauen jene Träume zurückfordern, die sie hegten, ehe sie so fatal unter die Haube kamen.

Durch den Antibiotikanebel hindurch (der das postoperative Gefühl, vermöbelt worden zu sein, noch verstärkte) dämmerte mir, dass an Northrups Argumentation etwas grundlegend verkehrt war. Doch mein Gehirn war wie in Watte gepackt. Ich konnte nicht klar denken und ließ mich für den Augenblick von der Energie ihrer Sprache und ihrer Direktheit mitreißen, die sich wie ein frischer Wind anfühlte. Trotzdem sperrte sich etwas in mir. Ich konnte nicht nachvollziehen, dass die Menopause einen urplötzlich erlauben sollte, weite Teile der fruchtbaren Jahre schlicht als fehlgeleitete, hormongesteuerte Wahnvorstellung abzutun, und noch weniger, dass sie einem plötzlich die Freiheit geben sollte, sich danebenzubenehmen; nicht so sehr im Sinne von »Ich bin im Klimakterium, hör mir zu!« als vielmehr »Platz da, jetzt komm ich, ich bin im Klimakterium!«. Nach meinem Empfinden war Northrup mit ihren Verallgemeinerungen zu schnell und zu großzügig.

Andererseits gab es auch in meinem Bekanntenkreis eine ganze Reihe Frauen, deren Ehe, wie die von Northrup, der genauen Überprüfung aus der Perspektive der Lebensmitte nicht hatte standhalten können. Paaren, denen plötzlich klar wurde, dass sie sich entfremdet hatten oder deren Partnerschaft ohne den Klebstoff der Kinder, die inzwischen groß und aus dem Haus waren, nicht überlebensfähig war. Oder Beziehungen, in denen die Träume des einen Partners so lange in den Staub getreten worden waren, bis bei der betreffenden Person schlicht die Sicherung durchbrannte oder sie sich auf andere Weise in solche Höhen aufschwang, dass die Zerstörung der Partnerschaft unausweichlich war und keiner – wir sind inzwischen schließlich alle erwachsen – mehr Lust hatte, sich zu verstellen. Doch all das dem Klimakterium in die Schuhe zu schieben – mehr noch, das Klimakterium als »Heilmittel« zu betrachten –, erschien mir zu einseitig. Auch wenn ich mit Northrups Aufforderung durchaus sympathisierte, sich in der Lebensmitte neu zu definieren und sich von gewissen, kulturell bedingten Fesseln zu befreien, erschien mir ihr explosiver Ansatz schlicht zu extrem.

An anderen Stellen in ihrem Buch wiederholt Northrup

ihr aufrührerisches Thema in verhalteneren Variationen: Sie beharrt darauf, dass wir alle in der Lage sind, uns mittels Ernährung und Meditation, entschlossenem Überwinden alter Gewohnheiten und sexueller Experimentierfreude neu zu erfinden. Während ihrer Tätigkeit bei *Women to Women*, einem von ihr mitbegründeten Frauengesundheitszentrum in Yarmouth, Maine, tat sie sich mit der Durchführung von Hautschälkuren hervor. »Wir führten die Behandlung in der Praxis durch und pflegten die Frauen dann noch vier Tage in einem Privathaushalt«, erklärt sie. Dann fügt sie, in einem Duktus, der mich an Aldous Huxleys Brutanstalten denken lässt, in denen Babys in Flaschen in Reihe produziert werden, hinzu: »Mich erinnerte dies stets an eine Art ›Kokon‹-Erfahrung, bei der die frisch behandelten und verletzlichen Frauen, warm, sicher und geborgen gehalten wurden, während sie ihre alte Haut abstreiften und sich darauf vorbereiteten, der Welt mit einem neuen Antlitz entgegenzutreten.«

Northrups menopausale Militantinnen mit ihrer frisch geschälten Haut und den neu verkabelten Neuronen schienen mir von Seite zu Seite unsympathischer: Schrille, egoistische, gut gepanzerte Kreaturen, mit denen ich mich nur schwer identifizieren konnte. Wichtiger noch, wenn ich überhaupt etwas über meine postmenopausale Zukunft wusste, dann, dass ich auf keinen Fall in einer Welt leben wollte, in der Hautschälkuren für Wiedergeburt standen. Ich warf das Buch (mit einem befriedigend dumpfen Plumps) in die Ecke und griff mir ein Werk vom luftigeren Ende des Wellnessspektrums: *Fifty & Fabulous!*[5] von Jaki Scarcello, einer in Kalifornien beheimateten Life-Coachin, Führungsberaterin und Seminarleiterin, die von sich behauptet, mit zahlreichen der Fortune 500, der fünfhundert umsatzstärksten Unternehmen in den USA, gearbeitet zu haben. Scarcello referiert außerdem über eine Theorie mit dem Titel »Gerotranszendenz«. Hier geht es darum, den Alterungsprozess mental zu überwinden, nicht so sehr im Sinne von bezwingen, als vielmehr im Sinne von bewältigen oder in den Griff bekommen, also eher, ihn zu meistern, als zu besiegen. Dieser Ansatz schien mir auf den ersten Blick betrachtet verheißungsvoller.

Fifty & Fabulous! ist ein Buch, das seiner Leserin Mut machen will. Das Klimakterium, darauf besteht Scarcello, »ist eine wertvolle Zeit im Leben einer Frau, denn wir treten gereift durch die bereits hinter uns liegende Reise in diesen Lebensabschnitt ein und sind uns der Tatsache bewusst, dass wir nie aufhören zu lernen und dass Selbsterkenntnis ein lebenslanger Prozess ist.« Zu den Fähigkeiten, die eine Frau in dieser Lebensphase entfalten kann, zählt Scarcello Resilienz, Zuversicht, Ehrlichkeit, Fülle, Führungsstärke, Weisheit, Leidenschaft, Kunstfertigkeit, Erfolg, Frieden, Vergebung, Erfüllung, Risikobereitschaft, Mitgefühl, Abgeschiedenheit, Intuition, Verletzlichkeit, Talent und Artikulation.

Doch da es sich hier weder um einen Ratgeber noch um ein medizinisches Sachbuch handelt oder auch nur um ein Buch mit dem Anspruch auf psychologische Expertise, bekommt man als Leserin keinerlei Hilfestellung an die Hand, wie diese begehrenswerten Vorzüge zu erreichen seien. Zu finden sind nur Aufforderungen. Scarcello bedient sich eines beschwörenden Tonfalls, um rhetorische Kraft zu erzeugen, und einer Sprache, die der Welt der Fabeln und Märchen entlehnt ist (wenn man diesbezüglich großzügig ist), um so den eigenartigen Archetyp der »Frau in den Wechseljahren« zu erschaffen. Ihre bevorzugte Formulierung lautet »Women of the Harvest« – Erntefrauen. Zweifelsohne möchte sie damit das Bild beherzter Feldarbeiterinnen heraufbeschwören, die, die Sichel in Händen, die Früchte des Lebens einbringen und nach Hause fahren. Doch leider schwingen nach meinem Empfinden gleich mehrere missliche Konnotationen mit, zum Beispiel das »organ harvesting«, also Organhandel, oder auch eine vage bedrohliche, neuheidnische Note. Wie das Personal in einem Margaret-Atwood-Roman.

Scarcello sagt, wir sind in unserer Jugend nicht in der Lage, uns selbst zu fördern, weil wir zu sehr damit beschäftigt sind, unseren Horizont mit Projekten und Plänen zu besiedeln. In der Lebensmitte hingegen erkennen wir, dass sich fortschreitendes Alter und zunehmende Freiheit oder auch weltlicher Erfolg (man wähle seinen persönlichen Götzen) nicht zwingend im Gleichschritt entwickeln, weshalb wir schließlich Rückschau halten und uns aus unserer Lebenserfahrung die Rosinen herauspicken, die wir behalten möchten, während wir uns immer weiter fortbewegen. Scarcellos Blick in den Rückspiegel ist dabei absolut harmlos: Kein Betrauern vertaner Möglichkeiten, keinerlei Sehnsucht nach verlorener Jugendlichkeit, und auch die existenzielle Krise des Alterns an sich fehlt bei ihr völlig. Stattdessen skizziert sie eine wunderbare Reise hin zu größerer Weisheit und wohlmodulierter Perspektive. Soweit ich das beurteilen kann, leben Scarcellos »Women of the Harvest« ausschließlich für den und im gegenwärtigen Augenblick. Wie kleine Kinder. »Sie wissen, dass sich die Vergangenheit nicht ändern lässt und die Zukunft nicht vorhersagen.« Ich verspürte den Drang, die Beine in die Hand zu nehmen und möglichst weit wegzulaufen vor dieser Kameradschaft von Schnitterinnen, die daherkommen wie eine geschlossene Front grinsender Stepford-Klone in mittleren Jahren.

Beide, Northrup und Scarcello, bieten klare, programmatische Antworten auf ein vielschichtiges und gleichzeitig grausames Problem, und das ist vermutlich Teil ihrer Anziehungskraft. Auch wenn ich ihnen ihre Lösungen nicht abkaufe, gibt es offensichtlich viele Frauen, die das tun. Beide Autorinnen reklamieren, jede auf ihre Weise, die Menopause als etwas, das es zu umarmen gilt, nicht zu verdammen. Ich wünschte nur, sie würden sich nicht auf ein plattes *Du kannst es besiegen und dann bist du stärker als je zuvor* reduzieren. In meinen Augen ist das eine Botschaft, die irgendwann die Fesseln des Reality-TV gesprengt und sich verselbstständigt hat.

Ich habe auf meinem Krankenlager noch einige andere Bücher über die Lebensmitte konsumiert. Darunter waren auch humorige, bei deren Lektüre ich hätte heulen mögen, weinen um die Eigenständigkeit, die hier fröhlich unter einer Mulchschicht aus nicht näher beschriebenen Krisen und unglückselig in die Breite gehenden Körpermitten begraben wurde. Humorige Bücher werden von Menschen verschenkt, die glauben, es sei unangemessen oder ungehörig oder unsozial, sich ernsthaft mit den Problemen des Lebens auseinanderzusetzen; Menschen, die, auch wenn sie sich womöglich selbst in den mittleren Jahren befinden, der Meinung sind, die Ungerechtigkeiten der Lebensmitte seien verglichen mit der Zumutung des echten Altseins nicht der Rede wert; dass die Gefahren und Winkelzüge der Lebensmitte lachhaft wären und ihre Probleme leicht zu lösen. Am besten, man breitet einen Schleier über das ganze unschöne Thema, oder, noch besser, man jagt es mit schallendem Gelächter vom Hof.

Es findet sich auch eine Handvoll intelligenter, nachdenklicher Bücher zu den mittleren Jahren. Doch mir kommt es so vor, als hätte die Optimierungsbewegung der letzten Jahrzehnte mit ihrer Kraft des positiven Denkens derart großen Einfluss auf unser Selbstverständnis genommen, dass auch viele Autorinnen, die es eigentlich besser wissen müssten, ihren Versuchungen erlegen sind – trotz der allzu einfachen Gewissheiten, trotz des Unwillens, sich mit Schmerz auseinanderzusetzen, mit Zweifeln, Schuld, Angst oder Bedauern und trotz der grauenhaften, omnipräsenten guten Laune. Zugegeben, im Kontext von positivem Denken und Selbstwertturbos muss das schofelige Geschäft des Älterwerdens mit seinen Hängeschultern und den farblosen Klamotten dagestanden haben, als hätte es dringend eine Frühjahrskur nötig. Ich wundere mich trotzdem, wie normal es inzwischen geworden ist, Plattitüden zur Stärkung der Moral für echtes Empowerment zu halten.

Denn Empowerment ist in der Literatur über das Älterwerden inzwischen alles. Es begegnet einem sogar im gehobenen Spektrum, wo selbst fest im Feminismus verwurzelte Autorinnen wie Angela Neustatter oder Anne Karpf die Traumata und Turbulenzen der Lebensmitte als eine Art Schlechtwetterfront beschreiben,[6] die zwar zwischenzeitlich für Sturm sorgt, aber bald wieder vorüberzieht und nichts als frische, klare Luft hinterlässt. Danach kommen Weisheit und Geduld, ein Leben in gemächlicher Gangart, Gartenarbeit, Enkelkinder, Strickarbeit, jede Menge weises Kopfnicken und immer wieder aufmunterndes Zuzwinkern in Richtung jener, die noch mitten im Sturm stehen. Es fiel mir bei der Lektüre zwischenzeitlich ziemlich schwer, Selbsterkenntnis von Selbstgefälligkeit zu unterscheiden.

Dabei weigere ich mich gar nicht, daran zu glauben, dass jenseits dieser Hürde bessere Zeiten warten. Was ich jedoch nicht akzeptiere ist die Vorstellung, dass es lediglich eine angriffslustige Grundhaltung braucht, um die Stürme der Lebensmitte zu meistern – dass es genügt, dem imaginierten Problem einfach einen beherzten Rechts-links-Haken aus innerer Kraft, Gelassenheit und guter Laune zu verpassen. Genauso wenig lasse ich mir verkaufen, dass sich unser chaotisches, vertracktes Leben in einem hübsch ordentlich strukturierten Zwölf-Schritte-Plan zurechtzurren lässt.

*

Die Rückkehr in meinen postoperativen Alltag war eine seltsam gedämpfte Angelegenheit. Es war, wie an einem schneebedeckten Morgen vor die Haustür zu treten: Das Licht ist gleißend und die Geräusche so gedämpft, dass alles nur ein Minimum an Hall erzeugt. Beim Spaziergang über die Hauptstraße unseres Viertels fühlte ich mich wie abgespalten, als hätte man mich von den anderen abgesondert und mir lediglich eine Fahrt zweiter Klasse zugestanden. Ich lief gewissermaßen im Kielwasser des Fußgängerverkehrs, bei den Schattenmenschen – den Erschöpften und Beladenen, den Abgehängten, den Enttäuschten, den Einsamen –, langsamer und weniger zielstrebig als zuvor. Erstaunt stellte ich fest, dass ich mich plötzlich mit Menschen identifizierte, die mir früher kaum aufgefallen waren, Menschen ohne Ziel, und falls doch, hatten sie es zumindest nicht eilig: Arbeitssuchende, Vagabunden, die Alten und Vertriebenen. Natürlich gab es hier keine Verbundenheit aufgrund gemeinsamer Erfahrungen, Freunde oder Interessen; ich fühlte mich eher auf einem abstrakten Level mit ihnen eins, als Teil der Menschheitsmasse, die wie willenlos durch die Kapillaren der Großstadt fließt, vorwärtsgeschoben vom kollektiven Druck. Das Gefühl war keineswegs unangenehm. Es war mit Erschöpfung verwandt, abgeklärt, aber gleichzeitig auch irgendwie elementar, als wäre man Teil der Architektur.

Fünf Wochen nach der Operation hatte ich noch immer das Gefühl, meinen Bauch schützen zu müssen, und lief gekrümmt, in gewisser Weise so, wie ich einst meinen Babybauch geschützt hatte. Doch dieses Gefühl der Verletzbarkeit beschrieb nur einen Teil meiner neuen Erfahrungswelt. Die Essenz meiner Dissonanz lag anderswo. Ich fühlte mich wie zweigeteilt, als existierte ich gleichzeitig in der Zeit und außerhalb; der Teil von mir, der sich substanzlos anfühlte, geisterhaft und gleichzeitig ewig, stand immer ein Stückchen abseits, wie durch eine feine Membran vom Trubel getrennt, eine Membran, die es mir erlaubte, das Geschehen zu beobachten, ohne selbst gesehen zu werden. So gut wie unsichtbar in der schattigen Düsternis, am Seitenaus der Ereignisse und allein, begriff ich mit einem Schlag, was es bedeutet, nicht mehr jung zu sein.

Wieder zu Hause dachte ich über meine neue Erfahrung und die damit verbundene Verwirrung nach. Ich muss gestehen, dass ich eine deutliche Abwertung empfunden hatte, doch gleichzeitig fühlte ich mich unglaublich erleichtert durch die neue Zuordnung in die Reihen der Unsichtbaren. Im Leben einer Frau hängt viel davon ab, dass sie gesehen wird – inklusive des Drucks, für andere attraktiv sein zu müssen und der damit einhergehenden permanenten Wartungsarbeiten. Wie die meisten Frauen, die ich kenne, habe ich die prägende (und entwaffnende) Macht des männlichen Blicks kennengelernt, als ich mich mit knapp zwanzig als Feministin politisierte. Seitdem habe ich die kommerzialisierte Welt weiblicher Oberflächlichkeit immer mit Unbehagen umkreist und mich permanent gefragt, welche Elemente ich als mir angemessen übernehmen konnte, um sie für mich umzudefinieren, und was dagegen auf immer tabu blieb.

Das heißt nicht, dass der Klappmessermoment, in dem man auf einen Schlag unsichtbar wird, nicht trotzdem gehörig wehtut. Denn das tut er, und die Erkenntnis kann einen in die Knie zwingen. Aber es gibt auch Trost. Wenn man mit anderen Augen gesehen wird, beginnt man selbst, mit anderen Augen zu sehen. Dass man den alten Raum nun mit einem neuen Status einnimmt, verleiht einem die ungeahnte Freiheit, schauen zu dürfen – und zwar nicht einfach nur zuzuschauen, sondern zu stieren, zu glotzen, zu gaffen, die Welt um sich herum mit völlig neuem Blick wahrzunehmen; man beginnt nicht nur hinzusehen, sondern zu durchschauen, Einsicht und Weitsicht zu entwickeln und vielleicht sogar in gewisser Weise den Durch-Blick im Sinne einer laserhaften Form von Intuition.

Diese Eindrücke halten zwar immer noch an, sowohl die guten wie die schlechten, aber ist mir klar, dass ich mich wie betäubt durch die frühen Tage meiner Menopause bewegt habe, halb im Delirium, das permanente, leicht fließende Gefühl ein Resultat von völligem Schlafentzug. Ich kam mir damals oft vor wie die Versuchsperson in einem psychologischen Experiment, bei dem das Untersuchungsobjekt so viele Stunden wie menschenmöglich am Stück wach bleiben muss. Ich hatte das Stadium, in dem ich vor Erschöpfung mit den Nerven am Ende war, längst überschritten; ich war jenseits der Müdigkeit. Ich war apathisch, mit Bewegungen in Zeitlupe, meine Sinne feinjustiert auf die sonst unbewussten Prozesse meines Wesens: meinen Atem, meinen Herzschlag, die regelmäßigen, rhythmischen Wellen der Existenz, die sich in mir bewegten wie Wasser am Grunde eines stillen Sees. In diesem abgeschotteten Zustand war mir die Realität fast unerträglich viel. Sie fühlte sich schrill und zudringlich an, als würde das rotäugige, permanent kurz vor dem Einschlafen befindliche Testobjekt immer wieder mit einem sirrenden Stromstoß in den Wachzustand zurückgerissen.

Seit der Rückkehr aus dem Krankenhaus wurde ich fast jede Nacht in uhrwerkspräzisen anderthalbstündigen Intervallen von aufdringlichem Kribbeln geweckt. Es fühlte sich an, als würde meine Haut mit einer Million heißer Stecknadeln bearbeitet, um ein Höchstmaß an Hitze zu erzeugen. Der festen Überzeugung, dass ich kurz vor der Selbstentzündung stand (und in meinem benebelten Zustand besorgt, meinen schlafenden Gatten zu gefährden, wenn ich neben ihm in Flammen aufging), strampelte ich jedes Mal die Bettdecke weg, rannte ins Bad und riss mir auf dem Weg dorthin die Sachen vom Leib. Ich stieß das Fenster auf und beugte mich zur Abkühlung in die kalte Nachtluft hinaus – verrichtete Mondgrüße wie eine Mondsüchtige. In Endlosschleife wiederholt, erwies sich dieses nächtliche Ritual als absolut zermürbend, auch wenn die nüchterne Beobachterin in mir seltsam begeistert war und nichts lieber getan hätte, als sich Notizen zu machen … *Interessant. Du sagst, du hast das Gefühl, in Flammen zu stehen?*

Nach einem Monat Nachtschweiß – gepaart mit Schlaflosigkeit, Wortfindungsstörungen, allgemeiner Abgeschlagenheit und Schlafwandeln am helllichten Tage – marschierte ich zu meiner Hausärztin und verlangte Schlaftabletten. Sie lehnte sich gemächlich auf ihrem luxuriösen Sprechzimmerstuhl zurück, streckte wie eine sich räkelnde Katze die langen Glieder und schnurrte: »Wie wär's, wenn ich Ihnen stattdessen Östrogen verschreibe?« Mit der Beantwortung dieser Frage begann für mich ein völlig neues Abenteuer.

HORMONE

Wenn ich an Hormonersatztherapie denke, kommt mir unweigerlich ein Bild in den Sinn, uralt und tiefgründig, Uroboros: die Schlange, die ihren eigenen Schwanz verschlingt. Traditionell ein Symbol der Erneuerung und der zyklischen Natur der Zeit, wirkte dieses Bild auf mich immer etwas unheimlich. Für C. G. Jung barg diese Darstellung der Selbstverzehrung, wie sollte auch es anders sein, den oralen Hunger des Säuglings und die unersättliche Gier des erwachenden Ich-Bewusstseins. Und wenn es zu mir spricht, meine ich, darin etwas über den uns Frauen innewohnenden, ewigen Drang zur Selbstzerstörung zu erkennen: die Idee, wir wären, um unser Wachstum zu nähren, im Grunde auf unsere eigenen inneren Quellen zurückgeworfen. Frauen sind an Zyklen gebunden, bis diese Zyklen schließlich enden – und Frauen in den Augen so mancher ihre Weiblichkeit einbüßen. Die Hormonersatztherapie gibt neuen Schwung und hält die Frauen weiter auf das Rad des weiblichen Zyklus gebunden, in Huldigung des Uroboros.

Ich vermute, darin liegt ein Gleichnis über die Konsequenz (und den Preis) der Zirkularität, des ständigen Dauerlaufs verborgen. Ich sehe die Gefahr von Raubbau. Ich sehe die Gefahr, dass die Quelle weiblicher Selbsterneuerung irgendwann versiegt und der Materialverschleiß des endlosen Selbstverzehrs auf Dauer nicht auszugleichen ist. Ich wüsste gerne, ob es für uns Frauen, wenn wir den Punkt im Leben erreicht haben, an dem sich der Körper nicht mehr von selbst regeneriert, nicht besser wäre, freiwillig auszusteigen. Doch diese Frage bekommt keinen Raum, sie liegt weggedrängt und tief vergraben unter der spannungsgeladenen politischen Dimension der Hormonersatztherapie.

Die Entscheidung, zu Östrogenen zu greifen, ist immer politisch. Es handelt sich, um genau zu sein, um mehrere, einander überlagernde Schichten des Politischen. Die oberste Schicht - die sichtbare, öffentliche - ist quasi die Arena, in der sich die mit dem Älterwerden verbundene Natur-kontra-Chemie-Debatte abspielt. Wie wäre es mit folgendem Szenario? In der einen Ecke des Rings: die das Altern verleugnende Babyboomerin, die frisch gebleichten Zähne bleckend; ihr gegenüber, angemessen zerzaust: die Weise Hexe oder »Woman of the Harvest« oder wie auch immer man sie nennen möchte. Ihre Ringkämpfe um die richtige Art zu altern sind Legion, breitgetreten von der öffentlichen Diskussion, und ihre Differenzen sind auf ewig unüberbrückbar.

Trotzdem gilt beiden Seiten die Hormonersatztherapie offenbar als eher sanftes Ende des breiten Spektrums der Anti-Aging-Technik. Es erstreckt sich von harmlosen Gels bis hin zu einer unglaublichen Auswahl zunehmend künstlicher, invasiver, kostspieliger, schmerzhafter und oft dubioser Behandlungsmöglichkeiten. Wer behauptet, es sei möglich, bei diesem Thema neutral zu bleiben und es sich irgendwo zwischen den Fronten gemütlich zu machen, hat kaum eine Chance: Im Grunde bleibt einem gar nichts anderes übrig, als Partei zu ergreifen.

Die nächste Schicht des Politischen besteht aus der immer wieder aufkommenden *Our-Bodies-Ourselves*-Diskussion,[7] die verhandelt, wie Frauen ihre Gesundheit selbst in die Hand nehmen können und alles, was einst als pathologisch galt, als Teil eines natürlichen Prozess begreifen sollten – auch wenn sie sich zur Linderung ihrer Symptome schließlich doch für den Griff zur Chemie entscheiden. Der Punkt ist, dass nur sie selbst (und sonst niemand) diese Entscheidung treffen.

Und schließlich wäre da noch die unsägliche Frauenfeindlichkeit, die den Werdegang der Hormonersatztherapie durchzieht, ganz zu schweigen von dem riesigen pharmazeutisch-kapitalistisch-industriellen Komplex, der die von uns konsumierten Hormone produziert und dessen Profit aus dem Verkauf konjugierter Östrogene inklusive Analoga sich in schwindelerregenden Dimensionen bewegt. So wird in einem *Bloomberg*-Bericht aus dem Jahr 2013 ein Sprecher des Pharmariesen Pfizer zitiert, der angibt, der Gewinn des Konzerns allein aus dem Verkauf von Premarin beliefe sich auf 1,07 Milliarden US-Dollar.

Die Geschichte der Hormonersatztherapie war bis zu einem gewissen Grad immer auch ein Weg hin zu, wenn auch nicht Aufklärung, so doch wenigstens mehr Transparenz – was diese wahnwitzigen Zahlen betrifft, klinische Studien, Gesundheitsrisiken und Nebenwirkungen. Trotzdem bleiben ein paar unschöne, finstere Seitenstränge dieser bis heute nicht zu Ende erzählten Geschichte, auf die man nach meinem Dafürhalten einen Blick werfen muss.

Vor meiner Entscheidung, zu Östrogen zu greifen, trieb ich mich ausgiebig in einschlägigen Online-Foren herum und klickte mich durch von mitteilsamen »Endverbraucherinnen« verfasste Kundenreferenzen inklusive der einen oder anderen Horrorstory. Aus diesen Foren erfuhr ich alles Wissenswerte über die Vorzüge von bioidentischem Östrogen und die Vorteile von Gels und Pflastern gegenüber Hormonen in Tablettenform. Molekular nicht vom körpereigenen Östrogen zu unterscheiden, dürfen bioidentische Hormone als »natürlich« deklariert werden – im Gegensatz zu den weitaus gebräuchlicheren Östrogen-Analoga, die dem menschlichen Östrogen zwar ähneln, bei denen die Gefahr unerwünschter Nebenwirkungen aber höher ist. Und das noch zweimal mehr, wenn sie, transdermal verabreicht, direkt in die Blutbahn gelangen, ohne den Umweg über die regulierende Leber zu nehmen. (Im Übrigen enthalten viele dieser Präparate wie Premarin und Premella konjugierte Hormone, die aus dem Urin trächtiger Stuten gewonnen werden.)

Bioidentische Östrogene haben einen weiteren, betont politischen Vorteil gegenüber den synthetischen. Die Pharmaunternehmen, die sie aus Sojabohnen und Yamswurzel herstellen, können kein Patent auf die Östrogene an sich anmelden (da war die Natur nun mal schneller), sondern nur auf die Art der Verabreichung, sprich den verwendeten Klebstoff, um das Hormonpflaster auf die Haut aufzubringen. Ich kann den Pharmaunternehmen schlecht ihre Gewinnmarge auf Latex verübeln, wenn ich das Estradiol umsonst bekomme.

Die größte Hürde bei der Entscheidung, zu Östrogenen zu greifen, war für mich die Auseinandersetzung mit den unfassbar frauenfeindlichen Wurzeln der Therapie. Ich fühlte mich davon wie beschmutzt, als hätte ich mit meiner Entscheidung, Hormone zu nehmen, gegen die Frau an sich Stellung bezogen und automatisch in die instrumentalisierenden Machenschaften des männlichen gynäkologischen Establishments eingewilligt: Auch die Chemie an sich ist politisch. Dann kam mir ein Gedanke. Es müsste doch möglich sein, mich selbst zu instrumentalisieren. Ich könnte die Hormone im Geiste der Wissenschaft einnehmen und im Eigenversuch erforschen, was das mit mir machte - sowohl mit meiner Psyche als auch mit meinem Körper. Wie Timothy Leary in seinen Notizen über seine Erfahrungen mit LSD könnte auch ich direkt aus dem Labor berichten. Und ich würde kein Blatt vor den Mund nehmen.

Aber ich greife vor, denn bevor wir weitermachen können, ist es notwendig, die faulen Wurzeln der Hormonersatztherapie zu exhumieren, um sie unter neuen Vorzeichen wieder zur Ruhe zu betten. Tragen wir nicht so die Geister zu Grabe, die uns quälen?

*

Der rasante Aufstieg der Hormonersatztherapie begann in den Sechzigerjahren dank der Bemühungen eines einzigen Mannes. Die Rede ist von dem britischstämmigen Gynäkologen Robert A. Wilson. Schon lange bevor er 1964 quasi über Nacht zu Amerikas vorderstem Fürsprecher für die Hormontherapie wurde, hatte er in seiner Privatpraxis in Brooklyn Frauen im Klimakterium große, unkontrollierte Mengen synthetischer Östrogene verschrieben. Er hatte ein »Forschungsstipendium« dreier pharmazeutischer Unternehmen angenommen, die den Markt der Frauenmedizin beherrschten und die drei wichtigsten Präparate herstellten: Premarin (das damals von Wyeth produzierte, konjugierte Östrogen aus dem Urin trächtiger Stuten), Enovid (die erste von der US-amerikanischen Arzneimittelbehörde FDA zugelassene Antibabypille) und das Empfängnisverhütungsmittel Provera (ein Präparat, das das synthetische Gestagen Medroxyprogesteron enthält). Während Wilson landauf, landab Vorlesungen über die Vorzüge der Hormonersatztherapie hielt und dabei Frauen, die sich entschieden hatten, auf natürlichem Wege zu altern, öffentlich als »Kastratinnen« verunglimpfte, hielt er mit der Identität seiner Geldgeber hinter dem Berg. Erst nach Wilsons Tod 1981 bestätigte sein Sohn Ronald die wahre Natur des ursprünglichen Deals.

Als klar war, dass man in Wilson den richtigen Mann gefunden hatte, tat sich von den Sponsoren vor allem Wyeth mit der finanziellen Unterstützung von Forschung und Reisekostenzuschüssen hervor. Die Vehemenz, mit der Wilson seine Botschaft unters Volk brachte (übrigens nicht mehr von Brooklyn aus, sondern unter der sehr viel vornehmeren Adresse Park Avenue, Manhattan), und der Schrecken, den diese bei Tausenden Frauen auslöste, die seine Phrasendrescherei und die mit erhobenem Zeigefinger vorgebrachten Warnungen vor einem Leben ohne Hormonersatztherapie hörten, machten ihn zum perfekten Prediger der Östrogenindustrie.

Wenn man bedenkt, wie tiefgreifend frauenverachtend seine Botschaft war, war es ein geschickter Schachzug, dass Wilson ausgerechnet seine Ehefrau Thelma zu seiner Kollaborateurin auserkor. 1963 erschien in der Fachzeitschrift *Journal of the American Geriatrics Society* ihr erster, unter beider Namen veröffentlichter Aufsatz. Er trug den Untertitel *Plädoyer für eine adäquate Östrogenversorgung von der Geschlechtsreife bis zum Grabe.*[8] Darin gaben die Wilsons ihrer Verwunderung darüber Ausdruck, dass auch nur eine der von ihnen als Kastratinnen beschimpften

Frauen – jener »entweiblichten, morschknochigen, überspannten Depressiven«, die sich damit begnügten, »dahinzuvegetieren, anstatt zu leben«, und ihre »Witwenbuckel« und »negativistischen« Stimmungen oder das von »der natürlichen Entweiblichung« verursachte »schale, wiederkäuergleiche Gefühl« einfach hinnahmen – sich tatsächlich selbst dann noch gegen die Östrogentherapie entschied, nachdem sie über deren wunderbare Vorteile zweifelsfrei aufgeklärt worden war.

Östrogene, so behaupteten die Wilsons, senkten die Blutfettwerte, kurbelten den Stoffwechsel an, verzögerten Gefäßverkalkung (bzw. stärkten die Arterien) und halfen, Knochen und Haut gesund sowie Brüste und Genitalien jugendlich zu erhalten. Also: Keine »schlaffen und geschrumpften« Brüste mehr und auch keine »unnachgiebigen, rissigen, degenerierten« Vulven. Östrogene versprachen wahre Wunder, die Aufhebung jenes »grausamen Streichs«, den das Klimakterium den Frauen spielte.

Zur Unterstreichung ihrer Argumentation unterfütterten die Wilsons ihren Fachartikel mit einer Reihe Fotografien sittsam gekleideter Frauen, angetan mit Hüten und Handtaschen, als Repräsentantinnen »der sterilisierten Frauen, die heutzutage unsere Straßen bevölkern. Sie gehen unbemerkt vorüber und bemerken ihrerseits nur wenig.« Mir waren diese Bilder bereits vor der Lektüre beim Durchblättern der Zeitschrift ins Auge gefallen, und ich hatte mich über die Auswahl so sorgsam gepflegter Frauen in einem medizinischen Kontext gewundert. Falls sie als Studienexemplare gedacht waren, musste es sich um eine Verwechslung handeln. Vor allem eine Frau stach durch ihren Stil hervor, durch ihre aufrechte Haltung und das Selbstvertrauen, das sie ausstrahlte mit ihrem schräg auf dem Scheitel thronenden Hut. Offensichtlich hatte ich mich in der Lesart getäuscht. Wie die Bildunterschrift besagte, konnte man derart sterile Kreaturen zuhauf in den Straßen antreffen, steif untergehakt, paarweise oder auch zu dritt, während ihre aufrechten Ehegatten auch im stolzen Alter von fünfundsiebzig noch energischen Schrittes auf dem Golfplatz anzutreffen waren. Die Wilsons sahen sich mit einem Aufklärungsauftrag betraut, um Frauen vor einem derart grausamen Schicksal zu bewahren, auf dass sie ihre Gatten nicht verloren (vermutlich nicht nur ans Golfspiel) und ebenso wenig ihre weibliche Ausstrahlung.

Drei Jahre später, 1966, veröffentlichte Wilson seinen Bestseller *Die vollkommene Frau,*[9] in welchem er seine im Labor gezüchteten Weisheiten unters Volk brachte und dabei zugleich der Feministin Betty Friedan einen Seitenhieb verpasste, deren inzwischen als Klassiker geltendes feministisches Traktat *The Feminine Mystique – Der Weiblichkeitswahn*[10] kurz zuvor erschienen war. Wilson widmete das Buch seiner Frau Thelma und deren früher (und riskanter) Einwilligung in die Hormonbehandlung oder, wie Wilson es ausdrückte: »… ihre Fähigkeit, Theorie in praktische Wirklichkeit umzusetzen (…) trug entscheidend dazu bei, den Frauen dieser Erde ein unschätzbares Geschenk überreichen zu können: die Überwindung der klimakterischen Beschwerden und damit die seelische, körperliche und endgültige Gleichberechtigung der Frau.« Wilson machte seiner Leserschaft klar, dass nicht das Patriarchat der wahre Unterdrücker der Frau war, sondern ihre eigene Biologie. Auf diese Weise stilisierte er Thelma zur feministischen Ikone.

Die vollkommene Frau wurde im Laufe der Jahre von zahlreichen feministischen Kritikerinnen in der Luft zerrissen. Ich habe keine Lust, ins gleiche Horn zu stoßen, indem ich Wilson mit seinen eigenen schäbigen Worten zur Strecke bringe. Das wäre zu billig. Trotzdem lohnt der Hinweis, dass es bereits in den Sechzigerjahren Gynäkologen gab, die bereit waren, die erbarmungs- wie skrupellose Befürwortung der Hormonersatztherapie durch die großen Pharmakonzerne mit Vehemenz zu kritisieren - erwähnt sei in diesem Zusammenhang Edmund Novak von der Johns Hopkins University. Er stellte sich gegen Wilsons Pathologisierung des Klimakteriums und dessen Vorliebe, insbesondere älteren Frauen hochdosierte, starke Medikamente zu verabreichen, in dem Versuch, die Auswirkungen des Alterungsprozesses rückgängig zu machen.

Novak selbst war schon damals überraschend im Einklang mit der heute üblichen Behutsamkeit, indem er die Verschreibung niedrig dosierter Hormone lediglich für jene etwa fünfzehn Prozent Frauen guthieß, die während des Klimakteriums unter heftigen Symptomen litten, und dann auch nur über einen begrenzten Zeitraum, um die Nebenwirkungen so gering wie möglich zu halten. Was Wilsons vollmundige Behauptungen betraf, waren Novak und seine Kollegen an der Johns Hopkins University entschieden kritisch. Ihre auf den Autopsien von fünfundachtzig älteren Frauen basierenden Untersuchungen ergaben keinerlei Beweise für die Theorie, dass die Langzeitgabe von Östrogen Atherosklerose oder Osteoporose verhindern würde. Abgesehen davon stellte Novak sich die Frage, welche Sechzigjährige allen Ernstes Wert auf einen funktionierenden Monatszyklus zum Zeichen ihrer Weiblichkeit legte. Recht hatte er.

Mein Selbstversuch mit Östrogen begann jedenfalls offenen Auges und mit offenem Ende. Ich klebte mir ein

Stückchen durchsichtige Plastikfolie aufs Hinterteil und versorgte mich so tröpfchenweise mit bioidentischem Estradiol. Durch ein frisches Pflaster zweimal pro Woche absorbierte ich eine Wochendosis von 0,35 Milligramm. Die Resultate erfolgten unmittelbar, und sie waren unglaublich. Auf die Gefahr hin, mich anzuhören wie Robert A. Wilson mit seiner ellenlangen Liste segensreicher Gaben und wundersamer Umkehrungen: Mir fiel der Schimmer meiner Haut auf und der Glanz meiner Haare. Freundinnen kommentierten die Veränderungen, ich bildete sie mir also nicht ein, und auch die nächtlichen Schweißausbrüche verschwanden binnen Tagen. Ich hatte mehr Energie, mehr Optimismus, mehr Appetit (in jeder Hinsicht), und nehme das Medikament heute, ein Jahr später, noch immer.

Trotzdem hat die durchschlagende Wirkkraft mein Misstrauen geweckt; als würden die protzigen Wesenszüge des Östrogens einen darunterliegenden Charakterfehler kaschieren. Auch das heimlichtuerische Marketing stört mich. Das Hormon wird als »Ersatz«-Therapie verkauft, nicht als »Ergänzungsmittel«. Damit soll gesagt werden, das zugeführte Hormon fülle lediglich erschöpfte Speicher wieder auf, versorge das krankhafte System nur mit dem, was einst sowieso vorhanden war. Das Marketing suggeriert uns, wir hätten Anspruch darauf, wie auf die Rückzahlung ausstehender Schulden. Wenn die Menopause eine allgemeinhin als Subtraktion verstandene Addition ist, dann ist das Östrogen eine Subtraktion, die sich als Addition verkleidet. Die Doppelzüngigkeit wird bei Frauen, die sich nie einer Hysterektomie unterzogen haben (was auf die meisten Frauen zutrifft), noch größere Zugkraft ausüben, weil eine Hormonersatztherapie im Allgemeinen zum Wiedereinsetzen des Menstruationszyklus führt. Es ist, als hätte sich nie etwas verändert, als hätte man Zeit geschenkt bekommen, weil die biologische Uhr auf wundersame Weise zurückgedreht wurde.

Ich gebe zu, dass ich am Anfang dermaßen begeistert von der Wirkung des Östrogens war, dass ich kurzzeitig geradezu missionarisch wurde und mein Wundermittel wie eine Drogendealerin jeder Freundin andrehen wollte, die mit Müdigkeit, Hitzewallungen, Stimmungsschwankungen und all den anderen Symptomen zu kämpfen hatte. Freundinnen, die genau wie ich ins Straucheln gerieten, weil ihnen die Lebensmitte plötzlich um die Ohren flog. Ich war davon überzeugt, dass die Östrogentherapie sie wieder stabilisieren würde, so wie mich.

Mir ist natürlich klar, dass der anhaltende Effekt von Östrogen halluzinatorisch ist. Wie die Einnahme von Morphium während der Geburt, gewährt das Östrogen lediglich eine träumerische, wohlige Verschnaufpause in einem ansonsten unbarmherzigen natürlichen Prozess. Solange man bereit ist, innerhalb dieses blasenhaften Schwebezustands zu existieren, fühlt man sich, als verharrte man aus eigener Kraft auf einer Schwelle, die es einem erlaubt, sich sehr bewusst zu entscheiden, wie man den eigenen Alterungsprozess gestalten möchte. Ich bekam das Gefühl geschenkt, ich hätte es (zumindest, solange ich Hormone einnehme) selbst in der Hand, in welcher Geschwindigkeit ich von meiner Jugendlichkeit Abschied nehmen will. Ich genieße die zurückgewonnene Spannkraft meiner Haare und meinen strahlenden Teint und bin erleichtert über die neue Energie und Tatkraft. Die Wahlmöglichkeit, wie illusorisch sie auch sein mag, hat Eingang in die Gleichung gefunden, und im Schlepptau der Wahlmöglichkeit kommt immer die Versuchung. Sollte ich nicht noch mehr machen (lassen)? Und wo sollte ich die Grenze ziehen?

Auf eben diese Masche gründet der verführerische Charme der vielen verheißungsvollen Anti-Aging-Angebote am »harten Ende« des Spektrums. Am Baum der Erkenntnis von Gut und Böse baumeln viele verlockende Früchte. Die Einnahme von Östrogen hat mich dazu verleitet, mich jünger zu fühlen. Jetzt ertappe ich mich in meinen schwächsten Stunden bei der Frage, ob nicht vielleicht ein kleiner Eingriff an meinen hängenden Augenlidern mir beim Eintritt in die vernebelten Fünfziger zu besserer Orientierung verhelfen könnte. Oder ich erwische mich bei dem Gedanken, dass eine kleine Unterspritzung doch eigentlich nicht schaden kann; und abgesehen davon, merkt doch keiner! Ich flirte mit diesen Fantasien wie andere Frauen mit einem Seitensprung liebäugeln würden. Sie locken mit der Verheißung, an das innere, wahre Ich anzuknüpfen. Es ist wie der Lockruf des Uroboros, und ich versuche, ihn nicht zu beachten, auch wenn der Druck, jung auszusehen (und mich jung zu benehmen), in seiner Unbarmherzigkeit ermüdend ist.

Dieser omnipräsente, alles durchdringende Druck sperrt Frauen in der Lebensmitte in ein riesiges Spiegelkabinett, wo sie permanent mit jedem nur denkbaren kulturellen Abbild bestens gepflegter Perfektion konfrontiert werden, und zwar aus allen möglichen Blickwinkeln. Früher einmal mag dieses Bild vom medizinischen Establishment geprägt worden sein, natürlich im Bunde mit der Pharmaindustrie. Inzwischen aber ist es höchstwahrscheinlich peergroupgeleitet und wird von uns Frauen selbst geprägt. Bombardiert mit zahllosen Beispielen von Frauen, die augenscheinlich nicht altern, angeführt von

Madonna und einem Haufen Filmstars mit zu Masken gefrorenen Gesichtern, weiß das Auge nicht mehr, wo es hinschauen soll, und der Verstand schlägt Rückwärtspurzelbäume. Die Bilder verschmelzen und laufen wieder auseinander, um sofort neu zu verschmelzen, so lange, bis einem schwindlig wird und man um sich herum nur noch ein kunterbuntes Wirrwarr aus wohlgeformten Knochen, prallen Schmollmündern, kugelrunden Brüsten und Haarverlängerungen sieht: Eine Collage aus Körperteilen und kosmetischen Korrekturen, über die Ladentheke gereicht wie x-beliebige Kinkerlitzchen. Dies ist die mit dem neuen Paradigma der Lebensmitte assoziierte Marketingstrategie. Und hat man einmal an der verbotenen Frucht Östrogen genascht, fällt es umso schwerer, diesen Lockungen zu widerstehen.

Zum ersten Mal seit dem Beginn meiner Hormontherapie treffe ich eine Entscheidung: Ich werde das Östrogen nicht ewig nehmen, auch wenn mir klar ist, dass viele Frauen es anders halten und das Medikament privat beziehen, wenn der National Health Service nicht mehr für die Kosten aufkommt.

*

Ich frage mich ab und zu, was wohl aus Thelma Wilson geworden ist, dem Originalversuchskaninchen, das für immer in dem Teufelskreis aus hochdosierten synthetischen Hormonen gefangen war. Thelma, Ikone des Triumphzugs über das Altern, aufrecht (und verjüngt) an der Seite ihres Mannes, während er Zehntausende US-amerikanische Frauen dazu aufrief, ihr nachzueifern und sich der Hormonersatztherapie zu verschreiben.

Ich durchforste das Internet nach Todesanzeigen, auf der Suche nach der einen, die passen könnte. Ich stoße auf etwa zwölf mögliche Kandidatinnen, ein Dutzend Thelmas und danke dem Himmel für das »A.«, das auf »Robert« folgt und mir erlaubt, den Großteil von ihnen wieder auszumustern. Ein paar weitere Thelmas schaffen es nicht in die engere Wahl, weil sie eher unwahrscheinliche Kandidatinnen für die Vorzeigedame von der Park Avenue als Vorbild für die gut betuchten New Yorkerinnen abgegeben hätten.

Dann finde ich eine Todesanzeige im *Tampa Tribune*. Ich bin mir nicht sicher, ob es sich bei dieser Thelma, die im Oktober 2011 in Florida starb und ihrem Ehemann Robert A. Wilson nachfolgte, um »meine« Thelma handelt, und verfolge die Spur im Netz. Wie sich herausstellt, war die Thelma aus Tampa Krankenschwester und absolvierte nach dem Tod von Robert A. Wilson vierzigtausend Stunden ehrenamtliche Arbeit in der örtlichen Frauenheilkundeklinik. Und sie unterhielt eine Wohltätigkeitsstiftung in seinem Namen. Aber Garantie ist auch das noch keine. Ich weiß, dass die richtige Thelma ursprünglich Krankenschwester war, ein gutes Zeichen, doch das Todesjahr 2011 macht Thelma aus Tampa zu einer über die Maßen alten Kandidatin: Wie wahrscheinlich ist es, dass die richtige Thelma erst mit Mitte neunzig starb? Schließlich wende ich mich an eine angesehene Medizinhistorikerin in New York. Doch auch ihre Nachforschungen verlaufen im Sand, und ich fange an, meine Hoffnungen zu begraben.

Als ich schon zu glauben beginne, Thelmas Schicksal hätte schlicht darin bestanden, sich in Luft aufzulösen, stoße ich zufällig auf ein Gutachten, das 2008 für das Center of Justice & Democracy verfasst wurde[11] – eine in New

York ansässige, auf Zivilrecht spezialisierte private Verbraucherschutzorganisation. Der Bericht trägt den Titel »The Bitterest Pill – Die bitterste Pille« und befasst sich detailliert mit den Klagen von Frauen, die an Erkrankungen leiden, die auf Hormonersatztherapien zurückzuführen sind. Inmitten juristischer Ausführungen fördert ein kurzer Abschnitt über die Geschichte der Hormonersatztherapie Unerwartetes zutage: den Verweis auf ein Interview, das Ronald Wilson (der jüngste Sohn von Thelma und Robert) 2002 dem *Star-Ledger*, einer Tageszeitung aus New Jersey, gegeben hat. In diesem Interview behauptet Ronald, sein Vater hätte Beweise für die Schädlichkeit jener Medikamente zurückgehalten, die er Frauen im Klimakterium so vehement aufdrängte. Nur ein paar kurze Klicks, und ich finde das ungekürzte Interview im Online-Archiv der Tageszeitung.

Ich war auf der Suche nach der wahren Geschichte von Thelma Wilsons Hormonersatztherapie gewesen. Vor allem wollte ich erfahren, ob und wann sie aufgehört hatte, Hormone zu nehmen, insbesondere, nachdem zwei 1975 in den USA veröffentlichte, voneinander unabhängige Studien mit breiter Öffentlichkeitswirkung eine enge Verbindung zwischen der Einnahme von Premarin und der Erkrankung an Gebärmutterkrebs hergestellt hatten. Damals waren die Verkaufszahlen von Premarin in den Keller gegangen. Gebärmutterkrebs ist eine grauenvolle Krankheit, und ein entscheidendes Warnzeichen ist in der Regel das Auftreten unregelmäßiger Blutungen; doch da die meisten Frauen, die mit Hormonersatztherapie zu tun haben, unregelmäßige Blutungen gewohnt sind, sinkt die Wahrscheinlichkeit, dass Blutungen mit pathologischem Ursprung überhaupt auffallen. Die Mortalitätsrate bei Gebärmutterkrebs ist, wie auch bei Eierstockkrebs, mit dem er eine fehlende eindeutige Symptomatik gemeinsam hat, vergleichsweise hoch.

Beherzigte Thelma die im Laufe der Jahre immer lauter werdenden Warnungen? Stritt sie mit Robert über die verstörenden Forschungsergebnisse, sträubte sie sich gegen die ultrahohen Dosen, die er ihr spritzte? Fürchtete sie, ihre Weiblichkeit aufs Spiel zu setzen, wenn sie aufhörte, Hormone zu nehmen?

Außerdem fragte ich mich, wie Thelma mit dem fortschreitenden Alter zurechtgekommen sein mochte, als die Hormonersatztherapie im Laufe der Jahre den Kampf gegen die Zeit trotzdem verlor. Überließ sie sich schließlich doch der Unsichtbarkeit? Wurde ihr jemals, so wie mir, das unerwartet tröstliche Gefühl zuteil, im Kielwasser des Lebens zu gehen, bei den Schattenmenschen? Erlebte sie je den Schock, vom Sockel gestoßen worden zu sein – feststellen zu müssen, dass sie nicht mehr stand, wo einst ihr Platz gewesen war, das eigene Leben fest im Griff? Aber hatte Thelma Wilson ihr Leben jemals wirklich selbst im Griff gehabt? Hatte sie sich nicht in dem Bestreben, jung zu bleiben, ständig selbst verzehrt, so wie Uroboros? Eine Antwort wollte mir nicht so leicht von der Hand gehen.

Auf den Sprengstoff, den Ronald Wilsons Einlassungen[12] bargen, war ich allerdings nicht vorbereitet. Ronald ist Tierschützer. Als die Reporterin des *Star-Ledger* ihn 2002 besuchte, betrieb er in einer malerischen Kleinstadt namens Cray in North Carolina einen Tiersitter-Service für Katzen und Vögel. Damals hielt er zwei Nymphensittiche und einen Kakadu, und sein Haus stand an einem Regenrückhaltebecken, an dem eine Vielfalt an Vögeln zu Hause waren; Scharen von Kanadagänsen und Schwanenfamilien. Ronald protestierte bereits seit den späten Neunzigerjahren gegen den Missbrauch trächtiger Stuten, die von der Pharmaindustrie für die Premarin-Produktion eingespannt werden. Eingepfercht in enge Verschläge, stehen die Stuten dort Tag und Nacht mit einem an der Vulva befestigten Gummisammelbehälter; um die Urinkonzentration zu erhöhen, werden die Tiere absichtlich durstig gehalten, und wenn die Fohlen zur Welt gekommen sind, werden die Stuten möglichst schnell neu besamt. Diese Pferde sind im Grunde nicht mehr als lebende Östrogenproduktionsmaschinen.

Zur Zeit des Interviews glaubte Ronald Wilson sich kurz vor dem Ziel. Doch wie wir heute wissen, hatte er sich zu früh gefreut. Der Missbrauch der Pferde, einer der sorgsam verschwiegenen Begleitumstände der Hormonersatztherapie, hält bis zum heutigen Tage an, trotz der Proteste von Tierschutzaktivisten wie Ronald und dem Bestreben einiger engagierter Bloggerinnen, die daran arbeiten, Informationen über die unsäglichen Methoden zur Gewinnung konjugierter Stutenöstrogene der breiten Öffentlichkeit zugänglich zu machen.

Ronald Wilson begann sein Berufsleben bei der Air Force, verbrachte jedoch den Großteil seiner Karriere beim Rundfunk. Er ist mit der Macht der Medien vertraut. In der Öffentlichkeit wirkte es immer, als habe er am Werk seines Vaters kein Interesse, bis Mitte der Achtzigerjahre die Fragen nach der Finanzierung von Robert A. Wilsons Vorlesereisen und Forschungen irgendwann immer lauter wurden. Wie sich herausstellte, kämpfte seine Mutter Thelma zu jener Zeit gegen eine aggressive Form von Brustkrebs, und ihre Krankheit war es schließlich, die Ronald dazu brachte, seinen Vater öffentlich anzugreifen. Wie sich herausstellte, war dies keineswegs Thelmas erste Begegnung mit der Krankheit. Als sich ihr Zustand gefährlich verschlechterte, gestand sie ihrem Sohn, dass es sich bei ihrem Krebs um ein Rezidiv handelte: Sie war bereits zehn Jahre zuvor, auf dem Höhepunkt der Vorlesungserfolge ihres Mannes, an Brustkrebs erkrankt und hatte sich damals heimlich einer Mastektomie unterzogen.

Als Ronald seine Mutter fragte, weshalb sie ihm weder von ihrer Krebserkrankung noch von der Mastektomie je erzählt hätte, hatte sie schulterzuckend geantwortet, sie hätte den Ruf seines Vaters nicht gefährden wollen. Wäre je herausgekommen, dass Dr. Wilsons Frau an Krebs erkrankt war, wäre die ganze schöne Hormonersatztherapie beim Teufel gewesen. Wo seine Frau doch als Fackel und leuchtendes Beispiel dienen sollte.

Arme Thelma. Sie bezahlte einen hohen Preis – einen zu hohen –, um ihren Ehemann zu schützen: Zuerst opferte sie seiner Sache ihre Brust, und 1988 verlor sie den Kampf gegen den Krebs dann endgültig. Kurz vor ihrem Tod fragte Ronald sie nach dem Kenntnisstand seines Vaters hinsichtlich der heiklen Forschungsergebnisse und bekam von seiner Mutter die Auskunft, sein Vater sei nicht darüber erhaben gewesen, Zahlen und Fakten zu manipulieren.

Dieses Geständnis bereitet mir Gänsehaut – auch, weil es den unschönen Gedanken ins Spiel bringt, dass Thelma ihr eigenes Geschlecht verraten hat – als Komplizin einer Vertuschungsaktion, die Frauen daran hinderte, fundierte Entscheidungen hinsichtlich ihrer Gesundheit zu treffen. Leider ist es zu spät, Thelmas spätes Geständnis mit Wilsons Originalaufzeichnungen zu vergleichen: Nachdem Robert A. Wilson 1981 gestorben war, hatte Ronald seiner Mutter dabei geholfen, dessen Unterlagen zu vernichten.

Ich wünschte, ich könnte das Wissen um Thelmas Schicksal irgendwie ungeschehen machen, denn es lässt mir keine Ruhe mehr. Statt der Ikone der Weiblichkeit, die ihr Ehemann in ihr sehen wollte - sowohl aus Gründen der Gewinnsucht wie der Instrumentalisierung -, ist Thelma nun Sinnbild für eine ganze Generation von Frauen, die zur Ehre der Männer und ihrer Industrie den pharmazeutischen Hunden zum Fraß vorgeworfen wurden. Noch schlimmer, vielleicht gehörte sie sogar zu den Opfern, die insgeheim ihrer eigenen Machtlosigkeit in die Hände spielten, weil sie das berufliche Ansehen ihres Mannes über ihre eigene Gesundheit stellte und nie einen Ton über seine Entscheidung verlor, medizinische Beweise unter den Teppich zu kehren. Ich würde sie am liebsten exorzieren, um ihren geplagten Geist zu befreien und zu befrieden.

In meiner Vorstellung schreibe ich der jüngeren Thelma einen Brief. Ich erzähle ihr von meiner Erkenntnis, dass der Verzicht auf die Jugendlichkeit bei keiner Frau ohne Leid vonstattengeht und dass sie stark sein muss. (Auf den Hinweis, wie hilfreich ein Partner oder eine Partnerin ist, der einen dabei unterstützt, verzichte ich aus Taktgefühl.) Ich sage ihr, dass die Einnahme von Östrogen Frauen zwar dabei helfen kann, sich an das Unausweichliche zu gewöhnen, es aber auch heute noch kein Zaubermittel ist. Ich erzähle ihr, dass die Ärzte von heute eine niedrig dosierte Hormonersatztherapie nur noch als Begleitmaßnahme für den klimakterischen Übergang empfehlen - so wie ein Überbrückungskredit über eine Finanzierungslücke helfen kann. Danach muss man der Tatsache ins Gesicht sehen, dass das Defizit real ist.

Ich sage Thelma, dass Frauen in der Lebensmitte heute

eine Stimme und ein Profil haben, anders als damals; dass es zum Bespiel in der Politik, in der Wirtschaft und in der Kunst viele Frauen in ihren Fünfzigern und Sechzigern gibt, die die Fahne für die reife Frau hochhalten, ihr eine Stimme geben und ihr und ihrer Erfahrung zu ihrem Recht verhelfen. Ich sage Thelma, dass es immer Frauen geben wird, die sich für den kosmetischen Weg entscheiden, dass dieser Pfad jedoch eine Achterbahnqualität in sich birgt, mit der am Ende niemandem gedient ist. Umso mehr, als die Notbremse nicht immer in Reichweite ist.

Es gibt viele Frauen in den mittleren Jahren, erzähle ich ihr, die hart arbeiten und sich spät zur Ruhe setzen, die neue Interessen entwickeln und neue Freundschaften schließen, die Anerkennung und Applaus ernten, sich beruflich Respekt verschaffen und begehrte Auszeichnungen erhalten und die zweite oder sogar dritte Karrieren genießen - und Ehen. Diese Frauen in der Lebensmitte haben den Balanceakt zwischen Beruf und Familie zur Kunstform erhoben.

Ich erzähle ihr, dass diese Frauen ein langes, lohnendes Leben führen, sich geistig fit halten und auf gesunde Weise altern.

All das sage ich Thelma, auch wenn ein Teil von mir weiß, dass es für eine Frau voller Selbsthass keine Erlösung gibt - und ich sage es auch mir selbst.

*

Meine Gedankenspiele machen mir bewusst, dass ich es bis jetzt vermieden habe, mich mit der Frage auseinanderzusetzen, wie lange ich Hormone nehmen werde. Ich habe mich inzwischen an das Östrogen gewöhnt, sodass die Vorteile zunehmend weniger greifbar sind. Außerdem weiß ich, dass sich der Alterungsprozess damit nicht aufhalten lässt. Ich habe lediglich den Finger auf die Pausetaste gelegt und den Augenblick der Kapitulation hinausgezögert - jenen Moment, in dem ich endgültig das Handtuch werfe, aufgebe, mich dreingebe. Natürlich ist auch ein Quäntchen Feigheit mit im Spiel, denn eins ist klar: Sobald ich das Medikament absetze, ist alles wieder da: Hitzewallungen und Nachtschweiß und Depressionen und Stimmungsschwankungen, alles wird wiederkommen, ein Revival meines persönlichen Horrorfilms, das nur darauf wartet, dass ich den Finger vom Knopf nehme: Menopause Teil zwei. Und im Augenblick habe ich einfach nicht das Gefühl, schon wieder genug Kraftreserven zu besitzen, um mich mit den Symptomen herumzuschlagen.

Hasenfüßig nehme ich Zuflucht in der Statistik. Ich weiß, dass das Risiko einer Frau, während der Hormontherapie an Brustkrebs zu erkranken, nur halb so hoch ist, wenn sie, wie ich, keine Eierstöcke mehr hat, und dass es zwar nach wie vor ein gewisses Risiko gibt, einen Schlaganfall zu erleiden, sich dieses jedoch in einer Größenordnung von drei oder vier zu einhunderttausend bewegt - eine Zahl, mit der ich leben kann.

Ich schmiede trotzdem Pläne. Ich spiele in meinem Hinterkopf mit dem Gedanken, mir ein Datum in nicht allzu ferner Zukunft auszusuchen, meinen persönlichen D-Day, und wenn er gekommen ist, endgültig alles in die Luft zu jagen, was dann noch an Jugendlichkeit verblieben ist, und mein Alter mit allem, was damit zu tun hat, in eine einzige, riesengroße Umarmung ziehen. Ich werde die Hormone aufgeben, graue Haare kriegen, auf Plateausohlen verzichten, aufhören, mir die Beine zu wachsen, und eine Krankenzusatzversicherung abschließen. Dann werde ich mich mannigfaltigen Tröstungen hingeben, dafür, vom Thron gestoßen worden zu sein, so wie die Schriftstellerin Colette, die, als sie fünfzig wurde, lauthals verkündete, fortan der Völlerei zu frönen, sich Bosheit, Gier und Klatsch hinzugeben und sich ausgiebig den Affären anderer Leute zu widmen. Mit jedem entschiedenen Schritt weg von der Welt der Konsequenzen werde ich mir selbst einen Schritt näher kommen.

HAUT

Es ist nicht möglich, ein Leben in seiner Gesamtheit zu betrachten, weil immer nur der gelebte Teil offenliegt. Also sind wir, um sein ganzes Potenzial zu erfassen, auf die Beispiele anderer angewiesen. Außerdem bemühen wir hypothetische Fragestellungen. Wir stellen uns etwa vor, wie es wäre, zehn Jahre älter zu sein oder zwanzig, und malen uns aus, wie unser zukünftiges Leben aussehen könnte. Oder wir lassen das gelebte Leben Revue passieren, weil wir glauben, wir könnten so leichter vorhersehen, was kommen wird. Oder aber wir versuchen, den Höhepunkt zu identifizieren, davon überzeugt, dass wir von dort aus die beste Aussicht auf den Rest haben mussten.

Daher die verwirrende Frage: Wenn man die Uhr anhalten könnte, dann wo genau? Wo befindet sich der persönliche Höhepunkt? Erst neulich hat meine Tochter mich mit dieser Frage kalt erwischt. »Jetzt«, lautete meine Antwort. Aber das stimmte nicht ganz. »Vorher« wäre zutreffender gewesen, aber nur aus rein egoistischer Perspektive. Ich bin nicht sicher, welches glorreiche Lebensalter ich benennen würde, wenn ich tatsächlich eine präzise Antwort geben müsste. Würde ich mich heute für fünfunddreißig entscheiden, lautete die Antwort morgen wahrscheinlich dreiundvierzig und übermorgen siebenundzwanzig.

Spielchen beiseite, es gibt Tage, an denen ich mir diese

Frage ernsthaft stelle. Nicht, um ein für alle Mal die Antwort in Stein zu meißeln, sondern weil ich den festen Boden unter den Füßen verliere. Ab und zu, wenn ich melancholisch werde, hülle ich mich in die freudige Erinnerung an einen Augenblick, den ich vermisse, und zwar aus keinem anderen Grund, als dass ich just an diesem Tag den Hang dazu verspüre. Dann drehe ich den Fokussuchknopf, ganz behutsam, nur, um mich an den klar umrissenen Konturen einer bestimmten Zeit in meinem Leben zu erfreuen, die ich damals aus purer Dummheit nicht als die beste erkannte. Und immer wieder gehe ich mit mir deswegen hart ins Gericht: Hätte ich doch damals nur erkannt, wie gut mein Leben war. Hätte ich es doch nur festhalten können. Denn das Unvermögen, diese Phase im Geschehen selbst zu identifizieren und daran festzuhalten, erklärt überhaupt erst die Kraft dieser Gedankenspielereien. Es ist eine Form sentimentaler Milde, die gleichzeitig mit der schwerwiegenden Tatsache spielt, dass die Hochwassermarke des eigenen Lebens erst im Nachhinein sichtbar werden kann. Wie bei einem alten Wein, der, im Keller vergessen, langsam zu Essig wird, kommt und geht der Höhepunkt unbemerkt.

Es sei denn, ein einschneidendes Ereignis legt nahe, dass man sich auf dem absteigenden Ast befinden könnte. Genau das ist mir passiert, wobei mein einschneidender Moment sich derart normal gab, dass ich ihn nicht sofort ernst nahm.

Es passierte mitten in der Nacht. Ich wachte auf, um aufs Klo zu gehen. Ich schwang im Dunkeln die Beine aus dem Bett, stand auf, machte einen einzelnen Schritt in die gewohnte Richtung und fiel um wie ein Brett. Der dumpfe Aufprall von Schädel auf Holz, der harte Schlag, der mir die Haut am Brauenbogen aufschlitzte, nur Millimeter über meinem Auge, jagte meinem Mann einen furchtbaren Schrecken ein. Er sprang aus dem Bett, machte das Licht an und war im Nu an meiner Seite. Blut tropfte mir vom Gesicht auf die Hand, und in meinem Kopf tobte und raste es.

Ich humpelte ins Bad, stützte mich, jeden Blick in den Spiegel meidend, aufs Waschbecken, nahm ein paar Schmerztabletten und kümmerte mich um die Wunde. Dann ging ich zurück ins Bett. Ich weiß noch, wie ich dalag, das Pochen der anschwellenden Prellungen an Hüfte und Knöchel spürte und dachte: *So was passiert nur alten Leuten, ein alles verändernder Sturz* – inklusive Knochenbruch und Gehirnerschütterung –, *aber doch nicht Frauen Ende vierzig.* Das Ganze war vor meiner Hysterektomie passiert, postoperative Benommenheit konnte als Sündenbock also nicht herhalten. Es musste das Alter sein, das seine Klauen nach mir ausstreckte.

Am nächsten Morgen tat mir alles weh. Mit steifen Bewegungen ging ich, an die Wand gestützt, nach unten in die Küche, um Kaffee zu kochen. Ich ertrank in Selbstmitleid und fühlte mich lachhaft schwach. Mein Auge war auf die Größe einer Billardkugel angeschwollen. Außerdem hatte das Tageslicht ein paar weitere Schnitte zum Vorschein gebracht, dazu eine tiefe Delle auf dem Handrücken, wo ich offensichtlich den Aufprall abgefangen hatte, die sich inzwischen in eine mit geronnenem Blut gefüllte, münzförmige Einkerbung verwandelt hatte – es sah aus wie ein Stigma. Doch das konnte mich alles nicht von meinem Koffeinschuss abhalten. Mein Mann sagt manchmal im Scherz zu Freunden, ich wäre in der Lage, die Kaffeemaschine blind zu zerlegen und wieder zusammenzusetzen wie ein Soldat sein Gewehr vor Morgengrauen. Ich war noch nie so dankbar, dass diese motorische Fähigkeit mich nicht verlassen hatte.

Beim Frühstück beäugte mich meine Tochter über den Tisch hinweg mit unverhüllter Faszination. Wie konnte ein Augenlid so dick anschwellen, ohne zu platzen? Und tat es sehr weh? Ich sagte ihr, es sei ein ganz normaler Unfall gewesen. So was könne jedem passieren. Sie sah mich aus zusammengekniffenen Augen skeptisch an. Offensichtlich regte sich in einer Ecke ihres Verstandes der Gedanke, wie ich, falls ich tatsächlich so fehlbar war (so derart tölpelhaft, leicht und willkürlich umzuwerfen), in Zukunft noch ihr Fels in der Brandung sein konnte, der Damm, der unerschütterlich zwischen ihr und den tosenden Wassern der Welt stand.

Während meine Tochter mich also auf neue und für uns beide ungewohnte Weise taxierte, fühlte ich mich vom Sockel gleiten. Ich verlor den unangefochtenen Platz in ihrer Achtung, wo ich eben noch so unglaublich festen Stand genossen hatte. Ich musste eine symbolische Demontage ertragen. Weil ich auf gar keinen Fall zu gründlich darüber nachdenken wollte, verbuchte ich den Sturz als Schwindelanfall und tat, als wäre nichts gewesen.

Im Rückblick betrachtet glaube ich, dass dieser Sturz in Wirklichkeit viel tiefer ging und in mir das Gefühl hinterließ, die durchlässigen Bahnen meines Nervensystems (ständig damit beschäftigt, bewusste Absicht in Motorik umzusetzen) wären von arglistigen Kräften gekapert worden. In dieser Lesart fügte mein Sturz sich in ein Weltbild, dem ich mich nie bewusst verschrieben hatte: ein Bild, in dem höhere Mächte oder Götterwesen das menschliche Leben lenken und die armseligen Sterblichen zu bloßen

Schauspielern oder Marionetten degradiert sind, den Launen unsichtbarer Strippenzieher ausgeliefert, oder zu windigen Papierschiffchen, die in unruhiger See ausgesetzt werden.

Je mehr ich über meinen Sturz nachdachte, desto stärker erschien er mir wie ein Omen. Er wurde zum Paradebeispiel, zum warnenden Vorzeichen. Wie eine bizarre Voraussage auf mein künftiges Leben trug er auf einmal den Samen jedes einzelnen Sturzes in sich, den ich in Zukunft erleiden würde. In einem plötzlichen Augenblick der Klarsicht sah ich eine Zukunft vor mir, die einen mit Requisiten gepflasterten Weg entlangführte, mit denen ich nichts zu tun haben wollte: Gehstöcke, Krücken, Rollatoren, Rollstühle.

Mit dem Gefühl, ein Sturz würde in gewisser Weise einen Zustand des Zusammenbruchs vorwegnehmen, war ich nicht allein. Nachdem ich mein nächtliches Abenteuer zu einem Artikel verarbeitet hatte, erreichten mich E-Mails und Tweets von Frauen, die ich kannte (und einigen anderen mehr). Auch sie hatten Stürze erlebt und litten unter dem Gefühl, davon überrumpelt worden zu sein, weil ihr Kompetenzempfinden unerwartet unterminiert worden war. Eine von ihnen schrieb mir: »Eine Frau in mittleren Jahren, die stürzt, ist offensichtlich eine *große Sache*.« Ich hatte den Eindruck, die Angst vor einem Sturz wäre in beunruhigendem Maße mit der drohenden Gefahr künftiger Nutzlosigkeit verwoben. Im Englischen trennt *stürzen* und *versagen* nur ein einziger Buchstabe. *Falling, failing* … Das war mir vorher noch nie aufgefallen.

*

Als der Begriff des »mittleren Alters« im ausgehenden 19. Jahrhundert Eingang in den allgemeinen Sprachgebrauch fand, geschah das vorwiegend in sozioökonomischem Zusammenhang. Das British Empire und die Industrialisierung hatten die Mittelklasse auf beiden Seiten des Atlantiks vergrößert und zu Wohlstand gebracht, was in der Verbindung mit dem demografischen Trend zu weniger Kindern dazu führte, dass Frauen plötzlich in der Lage waren, im Anschluss an die Kindererziehung noch das ein oder andere Jahrzehnt von Vitalität und Relevanz zu genießen und sich die relativ kleine Gruppe gebildeter Frauen im Arbeitsleben zur Ruhe setzen konnte. (Bei berufstätigen Frauen, die das nicht konnten, wurden die mittleren Jahre nicht als Hindernis erachtet, wenn sie denn überhaupt beachtet wurden.) Der Lebensmitte galt Bewunderung: Frauen in mittleren Jahren waren reife, weltgewandte Wesen und besaßen, wie es so schön heißt, sowohl die »Freiheit, zu« als auch die »Freiheit von«. In einem 1903 in der Zeitschrift *Cosmopolitan*[13] (seit jeher Gebieterin über die Moden der Weiblichkeit) erschienenen Artikel wurde »Die Frau von fünfzig Jahren« als »Meisterin der Gesetze des Lebens« gepriesen. Sie wurde charakterisiert als Wesen »von apartem Charme und reifer Schönheit, lebenskundigen Ansichten, diszipliniertem Verstand [sowie] kultivierten und mannigfaltigen Talenten«.

Dieser Blick auf weibliche Selbstbestimmung ging Hand in Hand mit der Ausweitung der Frauenrechte. In Großbritannien erfuhren verheiratete Frauen durch die *Married-Women's-Property*-Gesetze von 1870 und 1882, also die Eigentumsgesetze für verheiratete Frauen, neue Autorität und Respekt. Die Gesetze erlaubten ihnen, sich scheiden zu lassen, ohne Besitz und Wohlstand zu verlieren, und 1918 gelang es den Suffragetten, das Wahlrecht zu erkämpfen. Das ist allgemein bekannt; weniger bekannt ist, dass Witwen, die Besitz hatten, in Großbritannien bereits vor 1918 an Kommunalwahlen teilnehmen durften. Natürlich bedeutete die Witwenschaft auch auf andere Weise Befreiung, hielt sie doch für den persönlichen Verlust Entschädigungen anderer Natur parat, zum Beispiel die Möglichkeit, sich der Wohlfahrt zu verschreiben, karitativen Werken oder der Reformsache. Wie Sylvia Townsend Warners Heldin Lolly Willowes aus dem gleichnamigen Roman, eine Frau, die ein Leben in Ehelosigkeit wählt, um sich ihre Freiheit zu sichern, sagt: »Nichts ist unmöglich für eine alleinstehende Frau im gesetzten Alter mit eigenem Einkommen.«[14]

Die Schattenseiten der Lebensmitte kamen erst mit dem Beginn der Massenproduktion in den Zwanzigerjahren des 20. Jahrhunderts und den Theorien des Scientific Management zum Tragen, jenem Managementprinzip, das unsere Assoziation von Jugend mit Produktivität formte und, im Gegensatz dazu, die der Lebensmitte mit nachlassender Effizienz.

Das Scientific Management, auch als Taylorismus bekannt, ist das geistige Kind des amerikanischen Ingenieurs Frederick Winslow Taylor.[15] Während seiner Zeit als Vorarbeiter in einem Stahlwerk in Philadelphia begann Taylor auf der Suche nach Möglichkeiten zur Steigerung der Effizienz, den Faktor Mensch im Produktionsprozess zu untersuchen. Er erkannte schnell, dass sich der Produktionsprozess rationalisieren ließ und Redundanzen überflüssig wurden, wenn man den Arbeitern spezialisierte, routinierte und strikt begrenzte Rollen zuwies – anders gesagt, sie dazu bringen konnte, sich mehr wie Maschinen zu verhalten. Taylors *The Principles of Scientific Management – Die Grundsätze wissenschaftlicher Betriebsführung* – wurde, 1911 veröffentlicht, schnell zur Bibel der Massenproduktion mit Henry Ford als glühendstem Anhänger. Unter Taylors Einfluss schaffte es Ford, die von den Arbeitern benötigte Montagezeit für einen Wagen in seinem Werk in Detroit von zwölfeinhalb Stunden im Jahr 1913 auf lediglich anderthalb Stunden im darauffolgenden Jahr zu reduzieren. Dies gelang, indem er die Produktionskette in immer kleinere Abschnitte unterteilte, die sich ausnahmslos eng getaktet wiederholen ließen.

In Taylors System errang der Faktor Zeit eine Bedeutung wie nie zuvor. »Speedy Taylor«, wie er in der Öffentlichkeit bald genannt wurde, glaubte daran, dass jede einzelne Sekunde zählte. Von der Minute, in der die Arbeiter an der Stechuhr einstempelten, bis zu dem Moment, in dem sie wieder ausstempelten, sollten sie von ihren Vorgesetzten daran erinnert werden, dass sie genauso Teil des Fließbands waren wie die Zahnräder und Scheiben und Hebel und Getriebe, die die große Maschinerie in der Fabrikhalle in Gang hielten.

Doch nicht nur die Produktion konnte im Taylor'schen System effizienter gemacht werden. Speedy selbst sagte, »dass dieselben grundlegenden Gedanken mit gleichem Recht und mit gleichem Erfolg auf alle Gebiete menschlicher Tätigkeit anwendbar sind: auf die Verwaltung und die Leitung des Haushaltes und des Bauerngutes, die Geschäftsführung des Handwerk- und des Fabrikbetriebes, die Leitung und Verwaltung von Kirchen, Wohlfahrtseinrichtungen und Universitäten, ja sogar der verschiedenen Ressorts der Staatsregierung.« Im Grunde war das ganze Leben taylorisierbar.

In dieser schematisierten Vision von Entwicklung ließ das menschliche Leben selbst sich auf eine Aneinanderreihung standardisierter Etappen herunterbrechen, von der Kindheit und Adoleszenz über das Erwachsenenalter und die mittleren Jahre bis hin zur Seneszenz, die phonetisch nur einen Katzensprung von der Obsoleszenz entfernt ist – dem roten Tuch des Taylorismus. Diese Etappen formten den An- und den Abstieg der Produktivität, und, ganz entscheidend, sie waren messbar. Wie Patricia Cohen 2012 in ihrer umfassenden Studie der Lebensmitte *In Our Prime: The Invention of Middle Age*[16] feststellt, wurde das Alter zum stellvertretenden Maß für Leistungsfähigkeit. Cohen zeigt auf, wie die Verbreitung des Taylorismus zu einem grundlegenden gesellschaftlichen Wandel der Sicht auf die Lebensmitte führte, was sich nicht nur in radikalen Äußerungen von Ärzten, Soziologen und Psychologen manifestierte, sondern vor allen Dingen auch in den alltäglichen Verhaltensänderungen ganz normaler Menschen: Wo beispielsweise früher in Meinungsumfragen das eigene Alter eher höher angegeben wurde, wurde plötzlich abgerundet. Außerdem entstand ein entschiedener Widerwille, zu ergrauen: In den Zwanziger- und Dreißigerjahren schossen die Verkaufszahlen für Haarfärbemittel in die Höhe.

*

Edith Whartons 1927 erschienener Roman *Dämmerschlaf*[17] zeichnet das Porträt einer solchen Frau in der Lebensmitte, die in diesem kulturellen Gitternetz gefangen und fest entschlossen ist, den Schein zu wahren, koste es, was es wolle. Pauline Manford ist besessen von den Ängsten des Maschinenzeitalters vor Zusammenbruch und Wertlosigkeit und begegnet ihnen mit einer tayloristischen Rage aus völlig überzogener Effizienz, die mit verblüffender Genauigkeit auf die moderne, berufstätige Frau von heute verweist. Ihr tägliches Regime ist eine Abfolge eng getakteter Selbstverbesserungsaktivitäten, gepaart mit wohltätigen Werken. »7:30 Mentales Verjüngungstraining. 7:45 Frühstück. 8:00 Psychoanalyse. 8:15 Besprechung Köchin. 8:30 Stilles Meditieren. 8:45 Gesichtsmassage. 9:00 Mann mit persischen Miniaturen. 9:15 Post. 9:30 Maniküre. 9:45 Eurythmische Übungen. 10:00 Ondulieren. 10:15 Modellsitzen. 10:30 Empfang der Muttertagsabordnung.«

Pauline, wohlhabend und gesellschaftlich beneidenswert gut situiert, entstammt einer Fabrikantenfamilie. Als sie bei ihrer Heirat mit Arthur Wyant Zugang zu den Rängen der alten New Yorker Gesellschaft erhält, ist sie »eben erst dem Fabrikqualm von Exploit entronnen« – der Automobilfabrik ihres Vaters. Vermutlich saugte sie dort schon mit der Muttermilch die Prinzipien des Taylorismus auf, nach denen sie ebenso sehr lebt, wie (sollte Taylors System scheitern) nach den hüftumfangsschmälernden eurythmischen Übungen, auch »heilige Ekstase« genannt, wie der »Mahatma« sie in seiner »Schule des östlichen Denkens« lehrt – eindeutig das Bikram-Yoga-Zentrum seiner Zeit. Bei Pauline, schreibt Wharton, klingen »›Schönheit‹ und ›Poesie‹ (…) wie Errungenschaften einer fortgeschrittenen Industrialisierung (…) und ›Kinder‹ wie etwas, was man serienweise produziert wie Fords«. Sie ist, wenn man so möchte, die Produktionsleiterin ihres eigenen, persönlichen Fortschritts. Wir begegnen Pauline inmitten ihrer Midlife-Crisis, auch wenn sie selbst sich dieser Tatsache nicht bewusst ist. Lita, die schöne Frau ihres Sohnes Jim Wyant, droht mit Scheidung; ihre Tochter Nona aus zweiter Ehe mit dem Anwalt Dexter Manford ist unglücklich und - schlimmer noch - unverheiratet; und Dexter selbst gibt sich seltsam distanziert, er ist gelangweilt von ihren glanzvollen Partys und fühlt sich gefährlich zu Lita hingezogen.

Paulines Lösung angesichts dieser Probleme besteht darin, sie »fortzudenken«, indem sie sich in die Endlosschleife von Wohltätigkeiten stürzt, die jedweden Leerlauf, den ihr hektischer Terminkalender ihr womöglich noch lässt, übertüncht. Doch als Pauline unter großen Mühen mit den Problemen ihrer missratenen Familie zu ringen hat, redet Wharton ihr klagend das Wort: »Was nutzen all die Monate und Jahre taylorisierten Einsatzes gegen das naturgegebene menschliche Schicksal, gegen Angst, Sorge und Alter, wenn sie wieder zur Bedrohung wurden, sobald sich ein Ereignis ihrer Kontrolle entzog?«

Bei seinem Erscheinen wurde *Dämmerschlaf* weitgehend als plumpes Flickwerk abgetan. Wharton war, als sie den Roman verfasste, in ihren Sechzigern, lebte in Frankreich und war damit verzweifelt weit weg vom American Life, das zumindest führten ihre Kritiker ins Feld. Wie ihre anderen Jazz-Age-Romane sei *Dämmerschlaf* mit ihren früheren Meisterwerken nicht vergleichbar. Doch unter dem häuslichen Melodram des Romans liegt die eindringliche Auseinandersetzung mit einer der modernen Wissenschaft und dem Kommerz hörigen Gesellschaft, die der Überzeugung ist, zwischen diesen beiden Götzen sei das Wundermittel zu finden, mit dem sich sämtliche Missstände der Menschheit heilen ließen - allen voran Angst, Sorge und Altsein.

Wharton verfolgte die Entwicklungen der modernen Wissenschaft mit großem Interesse. Sie zählte Charles

Darwin und Herbert Spencer zu ihren »prägendsten Einflüssen« und kritzelte energische und präzise Randnotizen in die Bücher in ihrer Bibliothek: Thomas Henry Huxley über Evolution, die Philosophie von George Romanes, die anthropologischen Studien von Edvard Westermarck. Doch wie Cheryl Miller in einem Essay für das *New Atlantis Journal* schrieb, hatte Wharton in den Zwanzigerjahren begonnen, Ziele und ethische Fundamente der modernen Wissenschaft kritisch zu hinterfragen, vor allem den Ehrgeiz, den Menschen von Leid und Schmerz zu befreien. In Frankreich sammelte sie unzählige Zeitungsausschnitte und Anzeigen aus ihrer alten Heimat, die die neuesten wissenschaftlichen Durchbrüche und Trends bewarben, und nutzte die leeren Versprechungen für ihre Satire. Sie hegte tiefstes Misstrauen gegen die Welt, in die sie Pauline platzierte: »Eine Welt, die an Universalheilmittel glaubte.«

Nirgendwo wird die Sterilität der wissenschaftlichen Selbstvervollkommnung deutlicher bloßgestellt als in Paulines Hightech-Badezimmer, einem makellosen Heiligtum der Verjüngung, das »mit seinen weißen Fliesen, polierten Leitungen, Waagen und geheimnisvollen Apparaturen zum Duschen, für Gymnastik und ›Körperkultur‹ wie ein biologisches Labor aussah«. Wieder ist die Modernität dieser Umgebung – halb Klinik, halb Konsumentinnenparadies – bemerkenswert, was mich unwillkürlich auf den Gedanken bringt, dass die Armee aus all den Paulines des 21. Jahrhunderts, die sich von der Kosmetikindustrie, von Pharmaunternehmen und der Schönheitschirurgie für teuer Geld in rauen Mengen heiße Luft verkaufen lassen, Whartons Pauline heftig nickend zustimmen würde. Glücklicherweise bleibt der Leserin die unglückselige Unbill erspart, der sich Pauline in ihrer kalten, gefliesten

Folterkammer aussetzt, während sie versucht, ihr Leben zu »entbakterisieren« und Schmerzen zu betäuben. Auch wenn Wharton wenig Zweifel daran lässt, dass diese Anstrengungen kaum von Nutzen sind.

Den Roman heute noch einmal zu lesen, birgt in meinen Augen eine besondere Schärfe, weil er mir deutlich zeigt, dass es nichts nutzt, die Ängste der Lebensmitte zu benennen, zu rationalisieren oder zu belächeln. Sie verschwinden nicht. Trotz seines Humors enthält *Dämmerschlaf* viele schmerzliche Momente – zu den schmerzhaftesten zählt sicher Paulines vergeblicher Versuch, das Interesse ihres sich abwendenden Ehemannes wiederzubeleben. Sie hat die Einladung zu einem Dinner bei einer Familie ergattert, von der sie seit ihrer Scheidung von Wyant ignoriert worden war, und ist außer sich vor Aufregung bei der Aussicht auf Genugtuung. Doch als Dexter sie anfleht abzusagen, und behauptet, er wolle den Abend mit ihr allein verbringen, willigt Pauline mit Freuden ein. Sie kleidet sich mit aller Sorgfalt für das Rendezvous mit ihrem Mann und wagt es, auf jene Form von Romantik zu hoffen, die ihr tagebuchschreibendes, listenführendes Produktionsleiterinnenselbst als blanken Unsinn für eine Frau in ihrem Alter abtun würde. Dexter aber will Paulines ungeteilte Aufmerksamkeit nur nutzen, um seiner Sorge um Lita Raum zu geben. Er verbringt den ganzen Abend damit, Pauline zu unterbreiten, wie er Lita retten will, vor sich selbst und davor, ihren Ehemann Jim zu verlassen.

Am Ende dieses niederschmetternden Abends, nachdem Dexter sich entschuldigt hat und zu Bett gegangen ist (ohne daran zu denken, seiner Frau eine Gute Nacht zu wünschen), zieht Pauline Bilanz. Sie rückt den Sessel wieder zurecht, bis das Zimmer aussieht wie vorher, ehe

Dexter die Ordnung störte, und betrachtet sich »eingehend und kritisch« im Spiegel. »Möglicherweise war das Licht unvorteilhaft«, und Pauline rückt den Lampenschirm zurecht. Doch es ist immer noch nicht gut. Was sollte sie auch von ihrem Spiegelbild erwarten, sagt sie sich, nach einem solchen Tag. Sie formuliert das altvertraute Mantra: »Mach dir keine Sorgen, Pauline, es gibt nichts auf Erden, weswegen du dir Sorgen machen müsstest.« Doch ihr Spiegelbild kennt keine Gnade: »Das Rot war aus ihren Lippen gewichen. Sie waren nur noch ein dünner Strich, bläulich und vertrocknet.« Pauline wendet sich von dem unerfreulichen Anblick ab, löscht auf dem Weg ins Boudoir und weiter zu den getrennten Ehebetten Licht um Licht – und jedes einzelne, erlöschende Licht symbolisiert einen anderen Bereich ihres Lebens, den die Dunkelheit verschluckt. Das Ende ist da: Das Ende der Jugend, das Ende der Liebe und das Ende der Hoffnung.

Ein solcher Sturz ist für jede Frau tief. Plötzlich zu erkennen, dass für selbstverständlich erachtete Annahmen keine Gültigkeit mehr besitzen. Über Gewohntes und Vertrautes zu stolpern. Feststellen zu müssen, dass der Boden unter den Füßen ins Wanken geraten ist, dass sich quer durch jenen Bereich, den man für sicher hielt, auf den man einst die vermeintlich beständigen Strukturen seiner Welt errichtete – Familie, Ehe, Karriere, Selbstwert –, in Wirklichkeit eine gefährliche Verwerfungslinie zieht. Diese bahnbrechenden Wahrheiten (Offenbarungen, Erleuchtungsmomente, wie auch immer), die ein Sturz ans Licht befördert, bringen das eigene, fundamentale Realitätsgefühl ins Wanken. Sie zerreißen die ruhige Oberfläche und lassen schartige Kanten sichtbar werden, oftmals entlang von Fissuren, die man jahrzehntelang zu verstecken versucht hat oder sich vor ihnen, und sie enttarnen die Märchen, die wir uns über das Vergehen der Zeit erzählen, als das, was sie sind: Märchen von Kontinuität.

Der Titel von Whartons Roman, Dämmerschlaf, *Twilight Sleep* im Original, bezieht sich auf den halbbewussten Zustand, der durch die Mischung aus Morphium und Scopolamin herbeigeführt wird, die früher Frauen im Kreissaal verabreicht wurde, um sie vor Geburtsschmerzen zu bewahren. Wharton weist uns deutlich darauf hin, dass die narkotischen Möglichkeiten der modernen Wissenschaften, mit denen Pauline Manford ihren eigenen Schmerz betäubt, mit einer gefährlichen Nebenwirkung einhergehen: dem Verlust der Erinnerung. So fühlen sich ihre hochmodernen Figuren dank Amerikas aufgeklärtem Fortschritt in Form von fließendem Warmwasser, Zahnmedizin und einfacher Scheidung zwar über jeden Aberglauben erhaben, werden jedoch von dem immer gleichen, uralten Problemen der Menschheit zur Stecke gebracht: Übervorteilung, Egoismus, Verrat - Dinge, die sich schon in der Alten Welt ebenso wenig überwinden ließen wie Leid und Aberglaube. Im Roman fungiert Lita als Vertreterin dieses Verderbens, und ihre Jugend verkörpert eine Bedrohung für Pauline.

Lita ist die Jugend in Person, das neue Serienmodell, und sie ist alles, was Pauline nicht ist - träge, antriebslos, gemächlich. Wo Pauline fortwährend Energie versprüht, saugt Lita die Energie anderer in sich auf. Ihr Boudoir ist in Schwarz gehalten und sie sein stiller Mittelpunkt, ein schwarzes Loch, das gierig alles Licht verschlingt. Lita schert sich kein bisschen um die Meinungen anderer. Lieber nutzt sie die Aufmerksamkeit, um Anstoß zu erregen. Obgleich Wharton impliziert, dass traurige Berühmtheit alles ist, zu was jemand wie Lita es je bringen wird, verleiht sie ihr Schönheit. Sie gibt ihr blasse, strahlende Haut, ein herzförmiges Gesicht (zum Lieben gemacht) und »goldfischfarbenes« Haar. Und sie macht sie groß und gertenschlank, während Pauline, obgleich elegant und im Besitz wohlgeformter Knöchel, robust gebaut ist: Pauline geht »schwungvoll«, während Lita »schwebt«. Lita wird als zarte Blume gezeichnet, als exotisches Treibhausgewächs. Immer wieder beschreibt Wharton ihre dekorativen Hände, völlig ungeeignet für jedwede Arbeit, ob taylorisiert oder nicht: Litas Hände sind fortwährend nach oben gedreht oder ranken sich durch die Luft wie Schlingpflanzentriebe.

Gegen eine Kontrahentin wie Lita, gesegnet mit einem Arsenal aus Jugend *und* Schönheit, hat Pauline keine Chance.

Als ich *Dämmerschlaf* vor vielen Jahren zum ersten Mal las, damals, im anfänglichen Rausch meiner Unabhängigkeit, als ich mich für unbesiegbar hielt und erste Ahnungen meiner eigenen sexuellen Kraft in mir spürte, war Lita für mich die herausragende Figur. Ihre für die hedonistischen Flapper der Goldenen Zwanziger typische Unbekümmertheit und ihre Entschiedenheit zum Selbstausdruck fühlten sich aufwieglerisch an. Ging sie tanzen, fegte sie die Tanzfläche leer; betrat sie einen Raum, zog sie sämtliche Aufmerksamkeit auf sich. Es war, als könnte sie die Zeit anhalten. Inzwischen fühle ich mich auf teilnahmsvolle Weise mehr zu Pauline hingezogen, wie wohl jede Frau in mittleren Jahren, die sich bedroht fühlt, nicht nur, weil sie ihre Glanzzeiten hinter sich hat, sondern weil sie kurz davorsteht, von der nächsten Generation überstrahlt zu werden.

*

Die von Wharton 1927 artikulierten Ängste des Maschinenzeitalters sind auch heute noch quicklebendig. Obwohl wir inzwischen, zumindest in weiten Teilen der Welt, in einer postindustriellen Gesellschaft leben, sind wir immer noch Sklaven der Gewohnheiten des Taylorismus. Wir sind uns wie eh und je darüber bewusst, wie, womit und wo wir unsere Zeit füllen – vielleicht eher noch mehr, seit die von ständig steigender Vernetzung möglich gemachten neuen, immer noch fließenderen Arbeitsprozesse dazu führen, dass die Arbeit uns, wenn wir längst ausgestempelt haben, bis nach Hause verfolgt. Wir arbeiten nur selten nicht. Für Frauen, die Versorgerinnen sind, reibt sich diese permanente Beschäftigung mit anderen, gleichermaßen fordernden Verpflichtungen: betagte Eltern, heranwachsende Kinder, der immer schrillere Ruf nach Ruhe und Erholung. Tatsächlich muss eine berufstätige Frau desto mehr arbeiten, je älter sie wird, und wenn auch nur um zu beweisen, dass sie noch nicht zum alten Eisen gehört.

An diesem Punkt kommen die Anti-Aging-Quacksalber mit ihren medizinisierten Kinkerlitzchen ins Bild geschwebt wie ein UFO mit Festbeleuchtung, vollgepackt mit Behauptungen der Superlative und übertriebenen Versprechungen, mit arztbekittelten Versicherungen, schimmernden Wundercremes und unsichtbaren Fältchenfüllern, mit chirurgischen Hautstraffungen und Hormonspritzen – und all das nur, um die Zeichen der Zeit zum Verschwinden zu bringen. Das Ganze dient natürlich allein der Beruhigung. Es soll uns sagen, dass wir noch nicht auf unsere Jugend zu verzichten brauchen. Dass es Wege und Mittel gibt, unseren Feind in Schach zu halten, und zwar mit klar sichtbaren Ergebnissen, zumindest was unsere Haut betrifft – und das kann in einer von Oberflächlichkeit besessenen Kultur unmöglich ein Nachteil sein.

In der Einführung zu meiner Ausgabe von *Dämmerschlaf* stellt Penelope Farmer Edith Warthons umfassenden Gebrauch von Spiegeln und Uhren als Stellvertreter für die weibliche Angst heraus. Pauline ist nach beiden süchtig. Ohne Unterlass markiert sie die Zeit, taktet sie, nimmt sie in Anspruch, und niemals lässt sie die Uhr aus den Augen, aus Angst, die Zeit könnte ihr zuvorkommen und sie zuerst verschlingen. Außerdem ist Pauline ständig damit beschäftigt, ihren eigenen Fortschritt gegen diesen einen Feind, die Zeit, zu überprüfen: Sie beurteilt die Fältchen in ihrem Gesicht mit der Lupe oder fragt sich, ob ihr Hüftumfang ausreichend reduziert und ihre Fesseln schlank genug sind. Wie Farmer es beschreibt: »Pauline sucht in ihrem Spiegelbild ständig die Versicherung, dass sie die Zeit noch immer zu meistern versteht.«

Auch hier besteht der auffälligste Kontrast zu Lita, die ebenfalls auf ihr Spiegelbild fixiert ist, aber »immer nur sich selbst finden« will. Lita hat, wie man es sich vorstellen kann, eine ungezwungene Haltung zur Zeit. Auf dem Landsitz der Manfords, wo »alle Uhren auf die Sekunde gleich gingen«, beklagt sie sich darüber, dass »man ihnen nie glauben konnte, (...) und hegte immer den Verdacht, dass sie alle zusammen zwölf Stunden vorher stehengeblieben waren«. Sie fragt sich: »Außerdem, wozu muss ich auf dem Land pünktlich sein? Pünktlich zu was?«

Ich sehne mich nach den Tagen zurück, als mir die Zeit noch so großzügig zur Verfügung stand. Als ich stundenlang nichts tuend in meiner Studentenbude herumfläzte; oder als später volle Arbeitstage und gesellige Wochenenden noch angemessene Zeitspannen einhielten und der an die Wand gepinnte Kalender unendlich viele bewegliche Feiertage zu enthalten schien, anstatt drohender Deadlines und runder Geburtstage, auf die ich gut verzichten könnte. Ich bin mir der angespannten Beziehung einer Frau mittleren Alters zur Zeit schmerzhaft bewusst; ständig hat sie die Uhr im Blick und will sich doch nicht damit bekümmern; in gleichem Maß bin ich mir der ambivalenten Beziehung zu meinem eigenen Spiegelbild bewusst. Es zieht mich an, und gleichzeitig stößt es mich ab, ich will es sehen, und gleichzeitig will ich es nicht sehen. Schließlich ist das Instrument des Spiegels der Maßstab dafür, wie gut ich angesichts der schon verbuchten Monate und Jahre noch abschneide.

Ich habe mich in der Nähe von Spiegeln nie wohl gefühlt. Selbst als es hinsichtlich meines Spiegelbilds noch nichts zu befürchten gab, ging ich ihnen lieber aus dem Weg. Wenn man jung ist, ist ein Spiegel nicht so sehr Mittel zur Selbstinspektion als vielmehr Fenster zu einer ganzen Serie potenzieller Versionen seiner selbst. Er dient als performatives Hilfsmittel, verstärkend und nachsichtig zugleich. Dabei habe ich meine Schuldigkeit vor dem Spiegel definitiv getan. Ich habe mich mit Freuden verkleidet, die unterschiedlichsten Persönlichkeiten anprobiert wie die neusten Modetrends, um herauszufinden, was mir steht und was nicht. Und doch habe ich ausgerechnet ein Foto von mir behalten, das ich mit ungefähr sechzehn von mir gemacht habe: Ich, frontal vor dem Spiegel in meinem Zimmer, sodass anstelle meines Gesichts die Linse der Kamera zu sehen ist. Dass ich dieses Bild überhaupt noch habe, zeigt mir, wie sehr ich mir auch damals, als mir mein Anblick im Spiegel generell noch angenehm war, wünschte, Sehende zu sein und nicht Gesehene.

In jüngster Zeit nähere ich mich Spiegeln mit neuer Beklommenheit. Es ist eine erlernte Reaktion, weil jede Zufallsbegegnung mit meinem Spiegelbild mir eine Schrecksekunde beschert, geboren aus der millisekundenlangen Überzeugung, mir würde eine vollkommen fremde Person entgegenblicken. Also verkleide ich mich. Meistens erscheine ich als Kontrolleurin. Prüfend mustere ich meine Gesichtszüge auf Anzeichen von Verfall, pike mir zum Test der Sprungkraft in die Wangen, beäuge mich auf der allgemeinen Suche nach Schwellungen, Tränensäcken, Hängelidern, feinen Fältchen, tiefen Rillen, geplatzten Äderchen und Barthärchen. Dann wieder bin ich Gnadenersuchende, fest entschlossen, mich gegen die erdrückende Beweislast zu verwenden. Ich verändere die Beleuchtung, zwinge mir ein Lächeln auf die Lippen und rede mir ein, dass noch nichts verloren ist, ich mich mithilfe hochwertiger Feuchtigkeitspflege und teurer Grundierung wiederherstellen kann und danach fast so gut wie neu bin. Zu den makabersten Zeiten bin ich die Buchhalterin, schlage das große Kontobuch auf und rechne die jüngsten Verluste gegen die Zugewinne auf: eine graue Schläfe gegen eine weichere Wangenkontur, eine neue Falte gegen einen vorteilhafteren Haarschnitt. Die Buchhalterin hat wenig Hoffnung, denn die Bilanz lässt sich nicht ewig ausgleichen. Schon in ein, zwei Jahren wird unter dem Strich ein Nettoverlust stehen, und nach ein paar weiteren Jahren bedrohlicher Defizite wird mir nichts anderes übrigbleiben, als den Bankrott zu erklären.

Die Buchhalterin gehört inzwischen zum Stammpersonal, rechnet jede Möglichkeit, die sich ergibt oder verabschiedet, gegen die verbleibende Zeit auf. Auf der Habenseite generiert sie damit ein Gefühl der Dringlichkeit und die nötige Schwungkraft für das, was ich tun oder erreichen will, und ermutigt mich dazu, »Nein« zu Verpflichtungen zu sagen, die mich in den Morast zu ziehen drohen. Gleichzeitig ist die ständige Gegenrechnerei ermüdend. Es ist, als hätte ich verlernt, wie Freisein geht. Mein Mann hasst die Buchhalterin. »Früher warst du immer für alles zu haben«, sagt er, sobald ich zur Vorsicht mahne oder Ausreden suche, um mich nicht einem seiner kühnen Pläne oder Impulse anschließen zu müssen. »Was ist passiert?« Dann wird mir das Herz schwer, denn ich sehne mich selbst nach meinem jüngeren, sorglosen Ich zurück, würde die Marina von früher nur zu gern wieder in mich aufzusaugen, mich mit ihrer Lebenskraft und Energie neu beleben, während die Buchhalterin hinter mir steht und missbilligend mit der Zunge schnalzt.

Was den Spiegel betrifft, gewinnt die Buchhalterin.[18] Die uns Menschen innewohnende Fähigkeit zu akkurater Gesichtserkennung ist eine bestens erforschte Tatsache, eine Spezialisierung, die in der Amygdala sowie dem als Gyrus fusiformis bekannten Teil des Schläfenlappens verortet wird. In den Archiven unseres menschlichen Gehirns speichern wir Tausende einzigartige Anordnungen von Gesichtszügen, die es uns erlauben, sowohl Menschen zu identifizieren, die wir kaum kennen, als auch solche, die wir gut kennen und seit Jahrzehnten nicht gesehen haben. Man geht davon aus, dass unser Gehirn das 3-D-Erinnerungsmodell eines Gesichts rekonstruiert und es uns so erlaubt, ein Individuum sogar aus verschiedenen Blickwinkeln zu erkennen.

Das führt mich zu der Frage, ob womöglich diese Fähigkeit den prüfenden Blick auf uns selbst in der Lebensmitte so unangenehm macht. Liegt es daran, dass wir in unserem Gehirn exakt abgespeichert haben, wie wir mal aussahen, dass wir ständig aufs Neue schockiert sind, weil wir unser »wahres Selbst« in unseren gealterten Gesichtern nicht mehr wiederfinden? Und bedeutet gerade die Fähigkeit, detaillierte Unterschiede in einem Gesicht zu registrieren, dass wir jede noch so winzige Veränderung, jedes Nachlassen von Elastizität registrieren, als wäre unser neuronales Netz eine hausinterne Zeitrafferkamera? Wir befinden uns auf einem undurchsichtigen Terrain, denn hier vermischen sich Kognition und soziale Konditionierung. Schließlich führt uns unsere Wahrnehmung, was die Zeit betrifft, ständig hinters Licht. So verlangsamt sich beispielsweise die Zeit, wenn wir Angst haben. Dann fühlt jede Minute sich an wie eine kleine Ewigkeit. Das Gleiche geschieht, wenn wir in einer Schlange stehen, auf den Bus warten oder auf das Klingeln des Telefons. Geht es uns dagegen gerade richtig gut, beschleunigt sich die Zeit. Wer hatte zum Beispiel am Ende einer aufregenden Reise noch nie das Gefühl, die Zeit sei wie im Fluge vergangen?

Je älter man wird, desto schneller scheint die Zeit zu vergehen. Die britische Sozialpsychologin Claudia Hammond[19] widerspricht in *Tick, tack – Wie unser Zeitgefühl im Kopf entsteht* der Vorstellung, es gäbe ein objektives Wahrnehmungsmaß, das eine Sechzigjährige sagen lässt, sie hätte das Gefühl, die Zeit würde heute doppelt so schnell vergehen wie einst mit dreißig. Sie vermutet vielmehr, dass dieses Zeitempfinden eine Reaktion auf gesteigerte Geschwindigkeit ist. Das bedeutet, je mehr erfahrbaren Nutzen wir einem einzelnen Tag abpressen, einer Woche oder einem Jahr, desto schneller scheint die betreffende Zeitspanne zu verfliegen.

Es gibt Studien, die einen Zusammenhang zwischen

zunehmendem Lebensalter und der Bereitschaft zu der Aussage zeigen, das jeweils letzte Jahrzehnt sei im Nu verstrichen; ein Phänomen, das nach Hammonds Ansicht mit dem autobiografischen Gedächtnis zu tun hat. Das klingt einleuchtend, denn je älter man wird, desto deutlicher wird, dass sich Dinge wiederholen, die einem schon einmal begegnet sind – Romane mit der Umdichtung vertrauter Handlungen, Songs, die frühere Hits wiederverwerten, immer wiederkehrende Modetrends. Ein solchermaßen mit wiederholten Erfahrungen angefülltes Erwachsenenjahrzehnt fühlt sich kürzer an als ein in der Jugend erlebtes, in der einem noch permanent neue Ereignisse begegneten. Ähnlich funktioniert der »Telescoping-Effekt«. Je größer der Einfluss bestimmter Ereignisse auf das eigene Leben ist, desto mehr Raum nehmen sie in der Erinnerung ein und werden in Folge dessen in jüngerer Vergangenheit verortet, als es tatsächlich der Fall ist.

Ich frage mich, ob sich diese Fernrohrthese auch auf die Zukunft anwenden lässt. Was ich damit meine: Ich frage mich, ob die Meilensteine, die sich besonders groß am Horizont abzeichnen, weil wir sie innig erwarten, sei es nun mit Vorfreude oder Furcht, auch in unserer Vorstellung vergrößert aufragen – und sich, so betrachtet, doch eigentlich anfühlen müssten, als würden sie uns geradezu entgegenstürzen. So jedenfalls geht es mir mit meinem fünfzigsten Geburtstag.

So sehr übrigens, dass ich mich, wenn ich heute »Halt die Uhr an« spielen sollte, mit Vehemenz an die Neunundvierzig klammern und verlangen würde, augenblicklich abzusteigen wie ein kleines Mädchen auf dem Karussell, dem die Fahrt plötzlich zu schnell und ungemütlich geworden ist.

Vor diesem Hintergrund kreisen die inneren Zahnräder meines Verstandes deprimierend über meinem kommenden Meilensteingeburtstag, während meine Familie mich bedrängt, ihn zu feiern. Eine Party zu schmeißen. Etwas Wildes zu tun. Streich die böse Zahl rot an und steh dazu, rufen sie mir zu. Ich bin in Versuchung. Manchmal. Doch aus irgendeinem Grund fühlt sich die fünfzig anders an als bereits überschrittene Schwellen. Stumpf wie ein altes Geldstück, abgewetzt und abgenutzt. Außerdem fühlt sich die fünfzig schwer an, auf elementare Weise, als hätte die Zahl eine höhere Dichte. Ich kann an der fünfzig nichts Glamouröses finden, auch nicht auf irgendwie nostalgische Weise; fünfzig fühlt sich an wie meine Mutter. Aber dann denke ich an meinen fiktiven Brief an Thelma Wilson und fühle mich gewillt, meinen Geburtstag doch zu begehen.

Von meinem Mann, er kommt aus den USA, kenne ich einen ausgelutschten US-amerikanischen Witz auf Kosten aller, die fünfzig werden. Ein paar Tage vor ihrem Geburtstag bekommen US-Bürger zuverlässig Post. Sie erhalten ein Willkommenspaket der American Association of Retired Persons, der Vereinigung der Ruheständler, mit den besten Glückwünschen zu einem halben Jahrhundert und jeder Menge Ramschprospekte zu den Themen Altersvorsorge, Lebensversicherungspolicen, Pensionspläne und Einzelpauschalreiseangebote für alle frisch Verwitweten. Wirklich ein fieser Witz. Wie meine Schwiegermutter es damals kurz vor ihrem fünfzigsten Geburtstag ausdrückte, als sie erleben durfte, wie die Zukunft durch den Briefschlitz kam: »Jetzt schickt mir die AARP mein Todesurteil ins Haus.«

In England hat es die Frau von heute, kaum fünfundzwanzig Jahre später, kurz vor ihrem Fünfzigsten plötzlich mit einer ganz anderen Form von postalischem Angriff zu tun. In den Monaten vor meinem Geburtstag erreichten mich plötzlich verschiedenste Prospekte mit Reklame für kostspielige Hautpflegeserien für die reife Haut: Spezialöle zur Tiefenreinigung, Antifaltencremes und mit Enzymen, Collagen und anderen suspekten »bioaktiven« Inhaltsstoffen »angereicherte« Hautseren. Und, ja, auch ich bin schwach geworden.

Gleichzeitig wurde ich von Unterwäschefirmen bombardiert, deren Kataloge voll sind mit nicht ganz so knapper, drahtverstärkter Ausstattung in sämtlichen Pastelltönen. Diese Werbeflut verschafft mir meine Replik auf den US-amerikanischen Witz: nicht Todesurteil, sondern Verjüngungspackung. Wieder verschränken sich Spiegel und Uhr, nur dass sie diesmal behaupten, durch die Kraft des magischen Werkzeugs der Verjüngung ließe sich die Uhr zurückdrehen. Ach, wieder jung sein! Es geht nicht nur um Selbsterhaltung, um Wartung und Instandhaltung, es geht um Ganzkörperrestaurierung. Die Verführungskraft lässt sich nicht leugnen.

Doch es handelt sich hier um eine ausgewachsene Zwickmühle – eine von vielen, die Frauen in ihrer Lebensmitte aus dem Konzept bringen. Denn jeder noch so schonungslose Versuch, der Zeit ein Schnippchen zu schlagen, indem man sich so schnell bewegt, dass man sie überflügelt oder sie in Einstein'scher Manier in den Rückwärtsgang befördert, zum Beispiel indem man Hormone nimmt oder hier und da ein bisschen was machen lässt und der Zeit damit die Macht der Veränderung raubt, ist zum Scheitern verurteilt. Und doch; sich verlangsamen, stürzen, Bilanz ziehen: Auch das sind die Tücken der mittleren Jahre, weil man immer, wenn man lange genug innehält, um herauszufinden, wo man gerade steht, hinsichtlich des Alterungsprozesses sein volles Erbe antritt, was wiederum die anmaßende Vorstellung Lügen straft, irgendjemand wäre tatsächlich in der Lage, die Zeit zu beherrschen. Sind wir nicht. Wir können es nicht. Wie Pauline Manford im Grunde ihres Herzens wusste (und weshalb sie so verzweifelt kämpfte), vergeht die Zeit, geht ungerührt an uns vorbei, ohne uns durch den Rückspiegel auch nur einen einzigen Blick zuzuwerfen.

MUSKELN

»So kurz!« Ganze zwei verzweifelte Worte. Sie gehörten zu den letzten, die mein Vater von sich gab, als sich seine Ausdrucksfähigkeit bereits auf die Aneinanderreihung stakkatohafter Aussprüche (»Wasser«, »Hol Mum«, »So müde«) reduziert hatte.

Wie auf einer Insel gestrandet, verbrachte mein Vater seine letzten Wochen, von lebenserhaltenden Apparaturen zur völligen Bewegungsunfähigkeit verdammt, in einem hochmodernen Pflegebett, ausgestattet mit medizinischen Pumpen, mit Sauerstoffflasche, elektrischer Hebe- und Senkvorrichtung, einem Urinbeutel und aufblasbaren Dekubitus-Polstern.

Trotzdem hatte sein Zustand mit passivem Dahinvegetieren nur wenig zu tun. Mein Vater zappelte und zuckte und gab ständig Laute von sich, aus Protest oder vor Schmerzen, vor Wut oder einfach aus schierem Frust, weil er sich nicht bewegen konnte; wir wussten es nicht, und er vermochte sich nicht deutlicher zu artikulieren. Trotzdem schlugen noch die kleinsten seiner Handlungen hohe Wellen und erzeugten einen fast magnetischen Mahlstrom. Es war, als tobte in ihm und um ihn herum ein emotionaler Wirbelsturm, der alle in sich aufsaugte – Familie, Pflegepersonal, Ärzte, Freunde: »Komm!« rief er, egal, wer gerade vorbeiging, und spannte denjenigen in seine Dienste ein.

Die unansehnliche Betteninsel lag von der Außenwelt abgeschnitten im ewigen Dämmerlicht des Wohnzimmers meiner Eltern, inmitten zugezogener Vorhänge und gedämpfter, ehrerbietiger Stille. Wir hatten meinen Vater zum Sterben aus dem Krankenhaus nach Hause geholt, doch entgegen aller Erwartungen lebte er noch einmal auf. Er konnte ein klein wenig den Kopf heben, ein paar heisere Worte krächzen. Obwohl er den Großteil des Tages im Dämmerschlaf verbrachte, glich sein Gehör dem Sonar einer Fledermaus. Sobald man versuchte, am Wohnzimmer vorbeischleichend in die Küche zu gelangen oder - um sich eine kleine, segensreiche Verschnaufpause zu gönnen - für eine kurze Weile aus dem Haus zu gehen, fing er an zu rufen oder stöhnen. Daraufhin tappte ich oder meine Mutter oder meine Schwester (wir waren, was unsere Funktion betraf, austauschbar) leise ans Bett, und flüsterte ihm beruhigende Worte zu in dem Versuch, ihn zu trösten, wie man ein kleines Kind trösten würde.

»So kurz!« Er sagte es mehrmals und meinte sein Leben, dessen unfassbare Kürze und die grausame Erkenntnis, dass er rein gar nichts mehr tun konnte. Es spielte keine Rolle, dass er siebenundachtzig sehr lebendige Jahre genossen hatte. Auch nicht, dass der überwiegende Teil dieser Jahre nach allen Maßstäben vergleichsweise leicht gewesen war. Er hatte nur noch das Ende im Blick und den lodernden Wunsch, es abzuwenden.

Ich verbrachte einen Großteil dieser letzten Wochen an seiner Seite, Zeugin sowohl der guten Momente als auch der Qualen, die die Nähe zum Tod mit sich bringt. Krankenschwestern kamen und gingen, geduldig, leidgeprüft. Sie saßen stundenlang an seiner Seite, tauchten schwammbesetzte Stäbchen in Wasser und strichen ihm die vollgesogenen Enden über die geöffneten Lippen, damit er ein paar spärliche Tropfen abbekam. Sie hielten ihm die Hand, wenn das Morphium ihn halluzinieren ließ, und wechselten die Verbände an seinen eiternden Beinen. Ach, diese Beine. Was für ein schmerzhafter Anblick: streichholzdünn, violett verfärbt, mit rissiger Haut – und zum Laufen nicht mehr zu gebrauchen, auch wenn ihm das nicht immer klar war. Einmal rief er panisch nach mir, winkte mich mit knochigem Zeigefinger zu sich heran. Ich legte ihm das Ohr an den Mund. »Jemand hat mir die Beine gebrochen«, röchelte er verzweifelt. Gurgelnd stiegen die Worte aus seiner wässernden Lunge empor. »Hilf mir!«

In einem Gedicht von Basil Bunting heißt es: »Leichter ist es zu sterben als zu erinnern.«[20] Mit welcher Sorgfalt und Hingabe der Steinmetz in Buntings Gedicht Hammer und Meißel auch führt, seine Spuren sind dem Untergang geweiht: »Name und Datum klar / geritzt in Schiefer war / es hält kein halbes Jahr.«

Diese Zeilen kamen mir in jenen schlimmen Wochen in den Sinn, als mir klar wurde, dass das Sterben in Wirklichkeit unglaublich schwer ist. Der Körper hört nicht einfach auf zu leben. Seine Pumpen und Kreisläufe und Muskeln und Sehnen verweigern sich der Abschaltung. Die Kraft, mit der sich ein derart lahmgelegter Körper wie der meines Vaters zur Wehr setzen konnte, verblüffte mich. Diese Lehre werde ich nicht so schnell vergessen.

Sein Erinnerungsvermögen dagegen glich einem frisch angebohrten Ölfeld: es sprudelte gewaltsam, unkontrolliert, unaufhaltbar und zu jeder Stunde, bei Tag und Nacht. Vor allem seine Kindheit kehrte in lebhaften Bildern zu meinem Vater zurück wie ein auf die geschlossenen Vorhänge projizierter Videofilm. Er sah sich in den samtenen Falten spielen, ein Junge in kurzen Hosen, der im Haus der Familie – riesengroß, weiß gekalkt – im kolonialen Rangun auf Strümpfen über polierte Hartholzböden rutschte wie ein kleiner Fred Astaire. Oder er sah sich durch die grasgrünen Gartenanlagen streifen, gemächlich, müßig, darauf wartend, dass seltsame Insekten von großen Blättern in die Luft aufstiegen oder Schwäne sich vom anderen Ende des riesigen Teichs erhoben, den sein irakisch-jüdischer Vater auf dem englischen Rasen angelegt hatte.

Nachts gehörten die Erinnerungen meines Vaters den Verstorbenen. Sie kamen flehend im Traum zu ihm; seine Mutter in ihren Schal gehüllt, die Hände ringend, die Großeltern lächelten nickend. Er solle kommen, sagten sie. Er müsse zu ihnen gehen. In den sanften Dunst sehnsuchtsvoller Erinnerungen gehüllt – warm, einladend – wandten sie sich flehend an ihn, und mein Vater fühlte sich wie magisch hingezogen. Er hörte das Wehklagen seiner Seele, fühlte die Sehnsucht in seinem Herzen, sein Wesen vergaß, wohin es gehörte, und wollte nichts anderes mehr als sich hingeben; bis er dann plötzlich mit einem Ruck erwachte, erschüttert von der schrecklichen Erkenntnis, was diese Gespensterrufe zur elften Stunde in Wirklichkeit bedeuteten.

Es war mir damals ein Rätsel und ist es bis heute geblieben, aber mein Vater wollte bis ganz zum Schluss nicht gehen. Ans Bett gefesselt, vollkommen dehydriert, bis auf eine quälende Unruhe in den Händen zu keiner Bewegung mehr im Stande, vollgepumpt mit Beruhigungsmitteln, die Atmung mit Sauerstoff unterstützt, das Gedärm in Wegwerfwindeln entleert, krallte er sich ans nackte Leben. Meistens war er im Delirium, und die Fieberträume raubten ihm den Schlaf. Er übergab sich in Reaktion auf die Medikamente und verfluchte die himmelschreiende Ungerechtigkeit. Und akzeptierte trotz allem noch immer nicht sein Ende.

Zuerst schob ich sein Unvermögen loszulassen auf unerledigte Angelegenheiten, denen er sich noch stellen musste (er wünschte, ihm nahestehende Menschen ein letztes Mal zu sehen, und wollte für seinen Seelenfrieden dringend meine Mutter versorgt wissen). Ich vermutete, fälschlicherweise, er mache sich gewisse Vorstellungen von einem »guten Tod«.[21] Für mich glich das vor mir ausgebreitete Tableau einem mittelalterlichen Gemälde, aus dem der Betrachter genau diese Parabel herauslesen sollte: ein alter Mann auf seinem Sterbebett, der sieche Körper prunkvoll gekleidet, davor eine lange Schlange Menschen, die ihm ihre Aufwartung machen und respektvoll von ihm Abschied nehmen.

Mir kam damals der Gedanke, dass ich meinen Vater nie so würdevoll erlebt hatte wie auf seinem Sterbebett. Gekräftigt von der hingebungsvollen Zuwendung liebender Menschen, gelang es ihm, die ihn umgebende Dämmerung noch einmal einen kleinen Spalt breit aufzuzwängen; ein Spalt, durch den die allerletzten Sonnenstrahlen zu uns herausdrangen: ein zittriger Luftkuss für ein Enkelkind, ein zuversichtlicher Händedruck für eine liebe Verwandte. Hin und wieder brachte er ein leises, schiefes Lächeln zustande, mit dem er die Muskelschlaffheit vertrieb, die bereits dafür sorgte, dass sein Mund offen stehen blieb, für viele Sterbebegleiter ein klassisches Anzeichen für den nahenden Tod.

Wir, die Frauen der Familie in einer Familie von Frauen, schwirrten um ihn herum, geleiteten Enkelkinder,

Brüder, gleichermaßen betagte Schulkameraden, Schwiegersöhne, Vettern an sein Bett: Wie Zauberkünstlerinnen, die Kaninchen aus Zylindern ziehen, taten wir alles, um es ihm leicht zu machen. Wir streichelten ihm übers Haar, beruhigten die rastlosen Hände und erinnerten ihn an gute Zeiten. Als er sich bei mir für diese endlose Aneinanderreihung kleiner Liebesdienste bedankte – »du bist ein wunderbarer Mensch«, sagte er –, fing ich hemmungslos an zu weinen. Noch nie in meinem Leben hatte er sich mir gegenüber so dankbar gezeigt.

Als es dann aber nichts Unerledigtes mehr gab, geriet mein Vater in Panik. Es gab nichts mehr zu tun – und nichts mehr, das ihn von dem Wissen ablenken konnte, dass er nichts mehr tun *konnte*. Erst später gab ich dem Verdacht Raum, dass der Ursprung für die Angst meines Vaters vor dem Tod womöglich anderswo zu suchen war und dass die *Ars moriendi* für ihn keinerlei metaphysische Bedeutung hatte. Denn obwohl mein Vater äußerlich hochbetagt war, war er in seinem Inneren offensichtlich immer ein Kind geblieben.

Der Gedanke ließ mich nicht mehr los. Ich wusste, dass ich recht hatte. Allen Äußerlichkeiten zum Trotz war mein Vater im Grunde nie erwachsen geworden. Er war der *Puer aeternus*, der ewige Jüngling, der sich in der von Carl Gustav Jung aufgezeichneten Theorie der emotionalen Entwicklung für immer mit dem allmächtigen, übersteigerten Ego der unbegrenzten Möglichkeiten identifizierte, welches das kindliche Ich charakterisiert. Das kindliche Ego blieb durch alle Enttäuschungen, Verluste und geografischen Verpflanzungen hindurch innerlich unberührt, ganz zu schweigen von Ehe, Vaterschaft und den unleugbaren Anzeichen des Alterns. Mit siebenundachtzig Jahren war mein Vater innerlich noch immer der fröhlich durch den Garten springende Junge in kurzen Hosen. Er war herrschsüchtig, fordernd und randvoll mit völlig unpraktischen, heroischen Einfällen: »Ich glaube, ich werde für ein paar Tage nach Südfrankreich reisen. Ich will die Sonne sehen«, verkündete er eines Tages; damals war er vierundachtzig und stand unmittelbar vor dem Erwerb eines zwingend notwendig gewordenen Rollators.

Im Großen und Ganzen glich das lange Leben meines Vaters einem geschlossenen Kreis; er hatte sich eine gewisse Strecke auf der Straße des Lebens vorwärtsbewegt und dann, entwicklungstechnisch betrachtet, eine Kurve beschrieben und dieselbe Strecke wieder bis zur Quelle zurückverfolgt. Anders ausgedrückt verbrachte er die zweite Lebenshälfte damit, sich zukunftsfest zu machen, und vertat so die Möglichkeiten des Lebens zur Reflexion und zur Entwicklung und damit jegliche Möglichkeiten für Neues, für Freude und Überraschung.

Es gibt einen Teil von mir, der großes Verständnis für seine Wut gegen die irrwitzige Kürze der Zeit hat. Als Frau mittleren Alters erlebe ich inzwischen die Beschleunigung der Jahre am eigenen Leib: Der Spiegel liefert den Beweis, erschreckend und nicht zu leugnen. Aber auch der Alltag selbst nimmt immer mehr Fahrt auf, Nächte und Wochen und Monate verfolgen einander immer dichter wie die Seiten eines Daumenkinos: Flap, flap, flap, flap, flap, flap. Und ich mittendrin, ein Strichmännchen, das unaufhaltsam von Blatt zu Blatt geschubst wird, stolpernd und hechelnd und kaum in der Lage, sich ein Bild von seiner Umgebung zu machen, ehe es auch schon in die letzte Szene hineingestoßen wird, unweigerlich direkt auf sein nur allzu menschliches Ende zu.

Das wilde Rückwärtsrudern meines Vaters war, wie ich heute erkennen kann, das Beste, wozu er mit seinen begrenzten Möglichkeiten imstande war. Denn falls das Trickspiel der Zeit graduell funktioniert und mit zunehmendem Alter immer noch mehr Fahrt aufnimmt, kann man sich mit siebenundachtzig Jahren vielleicht tatsächlich nur noch fassungslos fragen, wie es passieren konnte, dass ganze Jahrzehnte quasi zermalmt oder gewaltsam komprimiert wurden wie Autowracks in der Schrottpresse, von denen nur noch kompakte Würfel ohne Anfang und ohne Ende bleiben; beziehungsweise deren Anfang und Ende zu einem Zustand zusammengeführt sind, der sich jedweder narrativen Ausdehnung widersetzt.

*

Mit dem Tod meines Vaters bekam meine Wirklichkeit einen Knick. Fortan an war ich vaterlos. Ich war wie benommen von dem Ausmaß an Implikationen und Konsequenzen, die mein neuer Status mit sich brachte, und mir war klar, dass es Monate brauchen würde, diese zu verinnerlichen, geschweige denn zu verarbeiten. So weit das, was in meinem Kopf vorging. Die Handlungsebene sah anders aus: Ich schleppte mich ins Fitnessstudio.

Jeden Morgen sprang ich aus meinem von angsterfüllter Schlaflosigkeit zerwühlten Bett und ging die fünf Minuten zu Fuß über winterlich kalten Asphalt und einen zugemüllten Kanal, wo Plastiktüten wie bleiche Quallen neben ausrangierten Fahrrädern trieben, deren verbogene Rahmen gut zu meinem zerschundenen Inneren passten. Oft war ich schon vor dem Typen mit den Schlüsseln da, der um halb sieben das Studio aufsperrte. Wir tauschten ein paar Nettigkeiten aus (unbegreiflich, dass ich dazu überhaupt in der Lage war), und dann stieg ich aufs Laufband. Ich stöpselte mich in die Musikanlage ein, ließ meinen Füßen zum Rhythmus von was auch immer ihren Lauf, sah zu, wie mein Puls nach oben ging, 140, dann 160, während draußen über dem Regent's Canal die Dämmerung anbrach, in meinem Kopf dieselbe gnadenvolle Leere wie auf den Fernsehmonitoren an der Wand.

Ich mochte die Seelenlosigkeit des Fitnessstudios, die rechten Winkel, das Metall, den Gummigeruch, die Fabrikgeräusche der riesigen Industrieventilatoren. Die absolute Gleichgültigkeit gegenüber meiner Trauer war Balsam für meine Seele. Ich rannte wie eine Besessene – überrannte den Schmerz, überrannte die Müdigkeit, in dem fiebrigen Wunsch, meine überschüssigen Energien loszuwerden. Ich hatte Energie für drei. Ich besaß Bärenkräfte. Hätte man mich mit einem Generator gekoppelt, ich hätte Kaffeemühlen zum Mahlen und Glühbirnen zum Leuchten gebracht.

Es ging mir um Körperlichkeit, um Kraft. Ich wollte zur Maschine werden, als könnte ich mich, indem ich meine Muskeln in Kolben und meine Arterien in Einspritzventile verwandelte, über die Sterblichkeit erheben. Ich gierte nach den sehnigen Armen, über die in Frauenzeitschriften mit Abscheu geschrieben wird, ich träumte von hervortretenden Venen. Ich wollte mich in einen Apparat verwandeln, in einen Gegenstand, dessen Sprache die Widerstandsfähigkeit war. Mir kam nicht in den Sinn, dass ich mich mit meiner Manie der Körperwartung (also mit dem Wunsch, mich niemals zu verändern) für haargenau dieselbe Taktik entschieden hatte, mit der auch mein Vater seinen Krieg gegen die Zeit geführt hatte.

Denn welcher Ort könnte einem besser als das Fitnessstudio vor Augen führen, dass man den Kampf ums Jungsein verloren hat, dass der eigene Körper kein Tempel mehr ist, sondern eine Klapperkiste? Nach ein paar Monaten obsessiven Trainings entwickelte ich eine Sehnenscheidenentzündung und bekam sechs Monate Laufverbot. Außerdem fing meine Skoliose an, lautstark gegen das ständige Stampfen zu protestieren, und führte sämtliche Versuche, nachts in den Schlaf zu finden, ad absurdum. Hier trat der alternde Körper an sich in Erscheinung, wie befreit, stellte sich gegen den Tod meines Vaters. Schadhaft, angeschlagen, sagte er mir, dass ich anderswo nach Überlebungsstrategien suchen musste. Dass sowohl mein Älterwerden als auch meine Trauer angemessenere Zuwendung verdient hatten.

Der Wunsch, die Beweggründe für meine Eskapaden zu erforschen, führte mich zu C. G. Jung. Ich erinnerte mich aus Studientagen, wie sehr der Schweizer Psychoanalytiker die Bedeutung der Integration der unbewussten Anteile für jeden Heilungsprozess hervorgehoben hatte. Anders als Freud, für den das Unbewusste eine Büchse der Pandora voll unterdrückter sexueller Triebe war, betrachtete Jung es als reiches, von uralten generationsübergreifenden Archetypen bevölkertes Feld. Ein altehrwürdiges Archiv kollektiver menschlicher Weisheit. Als ich mich jetzt wieder mit C. G. Jung beschäftigte, entdeckte ich, dass er sich auch mit der Lebensmitte leidenschaftlich auseinandergesetzt hatte.

1930, im Alter von fünfundfünfzig, verfasste Jung einen Artikel mit dem ursprünglichen Titel »Die seelischen Probleme der menschlichen Altersstufen«,[22] den er später in »Die Lebenswende« umbenannte. In diesem Aufsatz skizziert Jung ein in zwei Hälften gegliedertes Modell des Lebens, das er mit dem Auf- und Untergang der Sonne im Verlauf eines langen Tages vergleicht. Nachdem die Sonne aufgegangen ist, sagt Jung, überblickt sie, aufgetaucht wie ein Säugling aus dem Mutterleib (»Am Morgen entsteht sie aus dem nächtlichen Meere der Unbewusstheit«), die strahlende Welt und ihren Wirkungskreis, während sie sich langsam bis zur Mittagshöhe erhebt. An diesem Punkt der maximalen Strahlkraft erfährt das Individuum seine vollständige erwachsene Identität: Es hat reife Beziehungen und eine solide berufliche Laufbahn erfahren, Stabilität im persönlichen Leben und Vertrauen in die Interaktion mit der Umwelt.

Sobald der Abstieg dann begonnen hat, »unvorhergesehen, weil die einmalige individuelle Existenz ihren Kulminationspunkt nicht vorher wissen konnte«, geschieht »die Umkehrung aller Werte und Ideale des Morgens«. Genau so soll es sein, sagt Jung. Denn wenn wir versuchen, unsere zweite Lebenshälfte so zu leben wie die erste, sind wir, was die Selbsterkenntnis betrifft, zum Scheitern verurteilt. Die Sonne, um mit seinen Worten zu sprechen, wird »inkonsequent. Es ist, wie wenn sie ihre Strahlen einzöge.« Diese den Blick nach innen wendende Bewegung oder reflektierende Selbstbetrachtung – die Strahlen der Sonne beleuchten sich selbst, ein Prozess, den Jung als von Natur aus spirituell ansah – führt uns dazu, uns von den falschen Göttern unserer Jugend abzuwenden und uns auf eine Reise zu begeben, die die Versöhnung des Egos mit dem wahren Selbst zum Ziel hat, inklusive all seiner Schatten.

In diesem glockenförmigen Bild von Aufgang und Abstieg ist die Lebensmitte der Scheitelpunkt, der nicht vorhergesehen werden kann. Auch fühlt er sich nicht an wie ein Scheitelpunkt, weil das, was mit der Psyche in diesem Stadium geschieht, fundamental destabilisierend ist. Es geschieht Folgendes: Die Persona, jene nach außen gerichtete Rolle, die unser Selbst der Umwelt präsentiert, bekommt Risse. Sie kann nicht länger aufrechterhalten werden. Unser (natürlicher) Impuls besteht darin, die Risse zuzukleistern, unserer Persona Krücken zu verpassen und der Welt ihr lachendes Gesicht zu zeigen, obwohl wir den Glauben an ihre Integrität längst verloren haben.

Genau das, wurde mir plötzlich klar, machte ich im Fitnessstudio. Ich stützte mein falsches Selbst, in dem – größtenteils unbewussten – Glauben, dass alles bleiben könne, wie es war, wenn ich nur hart genug an meiner körperlichen Instandhaltung arbeitete. Genau wie mein Vater: Ich brauchte mich nicht weiterzuentwickeln, um meinem Ende ins Gesicht zu sehen. Ohne die Mauer, die zwischen mir und meiner Endlichkeit gestanden hatte, »agierte« ich mein neues Gewahrsein für den Tod aus.

Dank C. G. Jung begann ich zu begreifen, dass es zur Gesundung der Psyche notwendig ist, die Persona zu demontieren (oder den Leichnam des falschen Selbst zu begraben), indem wir erkennen, dass unser ständig meckerndes Ich – selbstüberhöhend, ehrgeizig, unerreichbar – gar nicht zufriedengestellt werden kann. Diese Erkenntnis kann sich wie eine verheerende Niederlage anfühlen, doch sie erlaubt uns auch, dem Ego die Freiheit zu schenken, verschiedene Formen zu erforschen und unsere unterdrückten Schatten zu befreien.

Dies geschieht zum Beispiel dann, wenn der Mann, der in seinen früheren Beziehungen ständig versuchte, seine Partnerin zu bemuttern, erkennt, dass er mit dem vergeblichen Versuch beschäftigt war, die Mutter zu sein, die er selbst nie hatte. Oder wenn die Frau, die jahrzehntelang die Erfolgsprojektionen ihrer Eltern auslebte, die Fantasiegespinste durchschaut, die sie für wahr hielt, und lernt, dass Versagen in Ordnung, ja sogar notwendig ist. Es ist die Art von Sprung in der Lebensmitte, den mein Vater nie hatte tun können.

Ich wollte nicht, dass es mir genauso erging wie ihm, ich wollte nicht an dieser kritischen Hürde scheitern und mich dazu verdammen, »den Nachmittag des Lebens nach demselben Programm leben wie den Morgen«. Ich wollte nicht wie er von meiner Zukunft entfremdet bleiben – ein Zustand, der es meinem Vater letztendlich unmöglich gemacht hatte, sich auf seinen Tod vorzubereiten. Aus diesem Grund konsumierte ich jenen Abschnitt bei Jung am gierigsten, in dem er über sein persönliches Trauma der Lebensmitte spricht.

Jung war bekanntermaßen zögerlich, sein Privatleben öffentlich zu machen, doch mit Anfang achtzig ließ er sich dazu überreden, gemeinsam mit der Schweizer Analytikerin Aniela Jaffé eine intellektuelle Autobiografie zu verfassen, die 1961 posthum als *Erinnerungen, Träume, Gedanken*[23] veröffentlicht wurde und in der er erstaunlich freimütig über seine Kindheit, seine religiösen Erfahrungen, den Bruch mit Freud und seine Phasen auswegloser Selbstzweifel schreibt.

In diesem Buch beschreibt Jung seinen eigenen Wandel in der Lebensmitte als Phase, in der er sich in einer Art intellektueller Wildnis wiederfand. Er sah sich außerstande, auch nur ein wissenschaftliches Buch zu lesen, und war unfähig, über das zu sprechen, was ihn im Innersten bewegte. Er beschloss, seine akademische Laufbahn aufzugeben (»Was bedeutete es schon, ob ich Professor gewesen bin oder nicht?«) und überließ sich seinen Zweifeln und tiefgreifender Unsicherheit. Jung beschreibt diese Periode als Phase »großer Einsamkeit« und als Phase der Suche. Mit großer Leidenschaft zeichnete und malte er Mandalas, mit leuchtenden Farben, rätselhaft, die Mitte umkreisend, weil er fest davon überzeugt war, dass die kreisförmige Symbolik eine Botschaft über den Sinn des Lebens enthielt – und gleichermaßen überzeugt davon, dass er nur aus der Finsternis, die ihn umgab, seit er sich erst von Freud und dann vom akademischen Betrieb an sich losgesagt hatte, wieder herausfinden würde, wenn er dieses Rätsel lösen konnte. Jung sagt, während er zu diesem Zeitpunkt dem Urstoff für sein Lebenswerk Raum gab, welches darin bestehen sollte, umfassend zu artikulieren, dass das Ziel aller psychischen Entwicklung das Selbst war (genauer, ein allumfassendes Bild – wie ein Mandala – von Persona, Ich, Schatten und Animus oder Anima). Er brauchte weitere zwanzig Jahre, um den mitreißenden Strom, der in der Lebensmitte aus seinem Unbewussten herausgebrochen war, feurig und glühend wie Lava, vollständig zu verstehen.

Mehr als alles andere sprach mich die Beschreibung der Dunkelheit an, in der Jung sich damals wähnte, weil auch ich mich in meinem Zustand davon überschwemmt fühlte. Ich ertrank in schwarzen Gedanken. Ich schrieb diese Reise in die Finsternis der Trauer über meinen dreifachen Verlust zu – dem Verlust meiner Jugend, dem Verlust meiner Fortpflanzungsfähigkeit, dem Verlust meines Vaters, und das alles in einer Zeitspanne, die so kurz war, dass sie mir wie ein einziger Entwicklungsmoment vorkam. Was sich innerlich anfühlte wie Trauer, manifestierte sich äußerlich als Lähmung.

Dabei quälte mich am meisten, dass ich nicht in der Lage war, auch nur ein einziges Wort zu schreiben. Mehr als ein Jahr lang war ich vollkommen stumm, nicht nur sprachlos durch die Verluste, mit deren Nachwirkungen ich nicht umzugehen wusste, sondern auch durch das Gefühl, dass um mich herum nur Nebel und Düsternis herrschte. Wenn ich die Dinge nicht klar erkennen konnte, wie sollte ich dann darüber schreiben? Oder überhaupt schreiben?

Mein vielleicht größter Fehler in dieser Zeit war der Versuch, über meinen Vater zu schreiben. Ich hatte, ehe er schwerkrank wurde, mit einer Art Mode-Memoir begonnen, das lose an sein Leben in der Welt der Haute Couture angelehnt war, das Projekt dann aber wieder verworfen. Doch ausgerechnet als nach seinem Tod in mir alles wund und roh und schwer war, griff ich es wieder auf, in der irrsinnigen Hoffnung, dass über meinen Vater zu schreiben mir zurückbringen würde, was nicht zurückzubekommen war. Ich dachte, ich könnte ihn, indem ich über ihn schrieb, quasi wiederauferstehen lassen.

Unser Unbewusstes ist erstaunlich, und meines versuchte, den Zustand der Lähmung für mich zu bewältigen. Ich bewarb mich um eine Teilzeitstelle als Lektorin, um wenigstens weiter in der Umgebung von Worten zu bleiben, sie anderen zu entlocken zu können, wenn ich aus mir selbst schon nichts herausbekam. Doch die Worte, die ich tagtäglich verarbeitete, strömten über mich hinweg wie Wasser über Felsen im Fluss. Das Gefühl, jeder noch so winzige Tropfen Kreativität in mir sei versiegt, kannte ich schon. Jetzt kam dazu noch die Erkenntnis, dass auch alle Ideen, die vielleicht noch in mir übrig geblieben waren, im Sande versickerten und austrockneten. Gegen diese Lethargie von Herz und Geist anzukämpfen war sinnlos. Mir blieb nichts anderes übrig, als die Sache durchzustehen in der Hoffnung, dass das Verlangen, zum Stift zu greifen, sich von selbst zurückmelden würde, wenn die Zeit gekommen war – vorausgesetzt, ich wusste dann noch, wie es ging.

Es gibt ein Wort für den mysteriösen Zwischenzustand, in dem ich mich befand. Es ist besonders bei Anthropologen beliebt, die Bedeutung und den Zweck von Ritualen, insbesondere Übergangsriten, zu untersuchen. Der Begriff lautet »Liminalität« oder »Liminale Phase«.[24] Er leitet sich ab vom lateinischen *limen* für Schwelle, doch er hat auch mit *limbus* zu tun, was für Saum oder Grenze steht und einerseits auf unser limbisches System (den Sitz von Emotion und Triebverhalten im Gehirn) und andererseits auf den Schwebezustand verweist, der im Englischen als *limbo* bezeichnet wird.

Im Schwellenzustand der liminalen Phase löst sich die Psyche von Bekanntem und driftet neuen und unbekannten Seinszuständen entgegen. Sie befindet sich in der Transformation. Befreit von Einschränkungen und Mustern der Zeitlichkeit und vor allem von der Zwangsjacke aus Ursache und Wirkung, bewegt sie sich mithilfe von spontanen Einsichten und Aperçus assoziativ durch wirre Gedanken und Traumspielereien. Die Psyche schwelgt in ihren eigenen Rückschlüssen und Umkreisungen und erfindet sich auf diesem Wege heimlich neu.

Die Liminalität beschreibt, wie man inmitten eines Umbruchs Dinge wahrnimmt und Verbindungen erahnt, während man sich alter Gewohnheiten, Überzeugungen und Verhaltensweisen entledigt, jedoch noch ohne konkrete Vorstellung davon, wie das Neue aussehen mag, auf das man sich tastend zubewegt. Ich stand schon einmal an einer solchen Schwelle – als ich nach meiner Hysterektomie in die geschäftigen Hauptverkehrsadern der Welt zurückkehrte und mich gleichzeitig in der Zeit und außerhalb erlebte. Jetzt ging es mir ähnlich. Ich hatte, ohne es zu merken, wieder den festen Halt verloren. Diesmal beschloss ich – ganz bewusst –, die Haltlosigkeit zu umarmen.

Als das Jahr meines fünfzigsten Geburtstags anbrach, nahm ich mir vor, mir selbst ein bisschen Feuer unter dem Hintern zu machen. Ich habe im Sommer Geburtstag, mir blieben also sechs Monate Zeit, um die Dinge ins Laufen zu bringen. Ein paar Eckpunkte standen bereits: Ich wollte in Zukunft mehr Kontrolle über meine Zeit haben. Außerdem wollte ich mich wieder zum Schreiben bewegen, indem ich künftig die finanziellen Polster ablegte, die ich mir zu einem Zeitpunkt, als ich besonders fragil war, zum Schutz zugelegt hatte. Ich spürte wieder frischen Mut. Wenn meine Persona sowieso im Umbruch war, konnte ich die Instabilität genauso gut aktiv willkommen heißen.

Dann geschah etwas Seltsames. Mir wurde bewusst, dass ich meinen Vater vermisste – und zwar mit einer Sehnsucht, die mich völlig aus dem Konzept brachte, weil man unser Verhältnis, abgesehen von seinen letzten Wochen, fast als zerrüttet hätte bezeichnen können. Durchsiebt von den Schusslöchern jahrelanger Sticheleien hatte unsere gemeinsame Geschichte sich in vernarbtes Gewebe verwandelt.

*

Auch wenn mein Vater vom Sterben keine Ahnung hatte, in der Kunst des Lebens hatte er es auf vielen Gebieten zu wahrer Meisterschaft gebracht. Obwohl er nie reich war (und falls doch einmal, gab er sein Geld fürs Glücksspiel aus – oder für Reisen oder Diamantcolliers, aus denen meine Mutter sich nichts machte), gelang es ihm irgendwie, sich selbst und einige andere davon zu überzeugen, dass er zu einem Leben im Luxus bestimmt war. Er verachtete alles Gewöhnliche – billige Kleidung, schlechtes Essen, banale Suchtmittel wie Alkohol oder Tabakwaren, auch wenn dieser Bereich seine ganz persönliche Achillesferse darstellte – und liebte Erlesenes in jeder Form. Er überhäufte meine entschieden unglamouröse Mutter mit Schmuck und mit Pelzen und kaufte für sich nur die besten Anzüge (und Hemden, und Socken, und Unterwäsche). Auch was Ernährung anbelangte, kannte mein Vater keinen Geiz. »Es kostet, was es kostet!« Er gab das Geld mit großer Geste aus, verschwenderisch und impulsiv. Nur die Geschicklichkeit meiner Mutter in Geldangelegenheiten hielt unsere Familie über Wasser.

Mein Vater lebte größtenteils in seinem eigenen Universum. Mit blühender Fantasie schmückte er seine Kindheit in Burma und Palästina aus und bauschte auch sein Leben in Paris, wo er für das Haus Dior als Couturier tätig gewesen war, gehörig auf. Wenn mein Vater erzählte, war immer dermaßen viel heiße Luft im Spiel, derart viel Qualm und Rauch und Prahlerei, dass man unmöglich wissen konnte, was stimmte und was nicht. Doch meinen Vater scherte das wenig: Die Wahrheit war für ihn nur ärgerliche Unbill, etwas, das es zu ignorieren galt oder wegzuwischen wie einen lästigen Fussel.

Als eine der Nutznießerinnen seiner Freigiebigkeit (denn Großzügigkeit war eine weitere verschwenderische Qualität, die er als Bestandteil seines Lebens auf großem Fuß kultivierte) wurde ich in meiner Kindheit mit Fernreisen verwöhnt - Afrika, Indien, Australien - und schwelgte in kulinarischen Abenteuern. Diese Erfahrungen waren für den Kontext, in dem ich aufwuchs, absolut ungewöhnlich und für mich unendlich horizontweitend. Dafür bin ich meinem Vater auf ewig dankbar. Die heimische Kulisse war nicht minder aufregend. Immer wieder erkor mein Vater ein neues Lieblingsrestaurant, in das er uns fortan jedes Wochenende führte, bis er irgendwann genug von dem Laden hatte. Zum Beispiel das rustikale französische Bistro in Belsize Park, in dem wir ein paar Jahre lang Stammgäste waren, oder die Hotelbar in Nähe des Flughafens Heathrow, wo man in einem überdachten Palmengarten sitzen und mit Schirmchen verzierte Coconut-Mocktails schlürfen konnte; ein beheiztes Schwimmbecken und eine Steelband rundeten das tropische Ambiente ab. Das Hotel entsprach dem Sinn meines Vaters für Kitsch: Wenn er das Echte schon nicht haben konnte, war ihm ein theatralisch übertriebener Ersatz immer noch lieber als der Urlaub des kleinen Mannes.

Wenn es sich ergab, dass er Freunde zu diesen erlesenen Exkursionen einladen konnte, umso besser, denn damit verschaffte er sich gleichzeitig ein würdiges Publikum für seine Geschichten. Und mein Vater war ein Geschichtenerzähler von Weltrang. Er konnte den größten Mist verzapfen - und tat es oft genug - und schaffte es trotzdem, seine Zuhörer mit seinen Anekdoten völlig zu faszinieren: Geschichten aus Burma oder dem Paris der Nachkriegsjahre oder aus der von Prominenz bevölkerten Modewelt, in die er beruflich hineingeschnuppert hatte, auch wenn er immer behauptete, er hätte sie dominiert wie ein König.

Mein Vater hatte sich immer Töchter gewünscht. Er wollte Mädchen, die er großziehen und nach seinen Vorstellungen formen und verheiraten konnte. Und Töchter waren ihm beschieden. Allerdings kluge, dickköpfige Nervensägen, die ihren eigenen Willen hatten und ihren eigenen Weg gehen wollten und deren puritanische Neigungen sich aufs heftigste an seiner ausschweifenden Natur rieben. Also stießen wir wieder und wieder aneinander. Am Ende war der Weg, den ich für mich wählte, so anders als das, was er sich in leuchtendem Rosarot für mich ausgemalt hatte, dass ich über die unmittelbaren Familienbande hinaus im Grunde keine Verbindung zu ihm spürte.

Womit das Problem der Generationenfolge aufs Tapet käme – diese zerbrechliche vertikale Verbindung, die oft erst dann spürbar wird, wenn die Kette reißt. Dieser Abriss kann symbolisch sein, beispielsweise, wenn einem in seiner Lebensmitte plötzlich bewusst wird, wie schnell das Blatt sich wenden kann und Eltern zu Kindern und Kinder zu Eltern werden. Oder er vollzieht sich banal und ganz konkret mit dem Tod eines Elternteils. Wie auch immer dieser Bruch vonstattengeht, er verlangt nach einer eiligen Reorganisation des eigenen mentalen Mobiliars, um neuen, manchmal hässlichen Erbstücken Platz zu machen, an die man sich erst einmal gewöhnen muss.

Auch wenn es eine Plattitüde ist: Stirbt ein Elternteil, wird man schlagartig mit seiner eigenen Sterblichkeit konfrontiert. Bis eben stand immer noch jemand vor einem in der Reihe, hinter dem man sich verstecken konnte, plötzlich jedoch bleibt einem nichts anderes mehr übrig, als sich mit seinem eigenen Ende auseinanderzusetzen. Ich glaube inzwischen, dass dieses neu erwachte Bewusstsein für die Generationenfolge auch die Suche nach losen Enden mit sich bringt, die in die vorherige Generation zurückreichen; man macht sich gewissermaßen auf die Suche nach dem verbindenden Knüpfwerk. Man befähigt sich durch die Reparatur der losen Enden dazu, das entstandene Verlustgefühl zu heilen. Als würde man emotionale Näharbeiten leisten.

Ein solches Band zwischen meinem Vater und mir war unsere gemeinsame felsenfeste Überzeugung der Nichtexistenz eines Lebens nach dem Tod. Ein jeder hat seine Zeit, und dann wird man zu Staub. Für meinen Vater war diese Einstellung ein Reflex. Das Konzept eines Lebens nach dem Tod überzeugte ihn einfach nicht: fertig. Das hatte nichts mit philosophischer Quälerei zu tun. Im Rückblick betrachtet glaube ich, dass sein lebenslanges Gefangensein im magischen Denken der Kindheit für ihn auch diesbezüglich sehr bequem war, weil er den Tod auf diese Weise nicht nur leugnen, sondern sich ihm geradezu verweigern konnte: Wenn der Tod nirgendwo hinführte, wollte mein Vater nichts damit zu tun haben. Basta.

Was mich betrifft, hat mich vor allem die Vorstellung einer körperlichen Wiederauferstehung (und die darin involvierten Gottheiten) nie überzeugen können. Falls es dagegen tatsächlich ein Leben nach dem Tod geben sollte, erscheint es mir lachhaft, dass es ausgerechnet als paradiesische Endlosschleife existieren soll, in der Milch und Wein und Honig fließen: ein nie endender Tag des Müßiggangs voll Musik und Gesang. Wenn ich gezwungen wäre, mir eine realistische Existenz im Jenseits vorzustellen, dann höchstens ein ungebundenes, frei fließendes Bewusstsein, das sich bis zum Sankt-Nimmerleins-Tag die Frage stellt, ob das Leben auf Erden (»So kurz!«) nun gut gelebt wurde oder nicht. Im Grunde auch nichts anderes als eine Ewigkeit auf der psychoanalytischen Couch.

Wie für meinen Vater gilt auch für mich, dass das Leben endlich ist. Das bedeutet nicht, dass ich seine Verweigerungshaltung teile, was das Sterben betrifft. Aber ich verstehe, weshalb er unfähig war, mit dessen Unausweichlichkeit ins Reine zu kommen. Und das wiederum verschiebt den Fokus wieder zurück auf die Pflicht, ein möglichst gelungenes Leben zu führen. Zumindest das hat mein Vater möglicherweise ganz gut hinbekommen.

*

Was ich sonst noch vermisse?

Ich vermisse seinen nackten, unverhohlenen Heißhunger aufs Leben.

Ich vermisse seine Liebe zu schönen Dingen.

Ich vermisse seine Wärme.

Ich vermisse, wie er unbeholfen beide Augenbrauen hochzog, wenn er verschwörerisch zwinkern wollte.

Ich vermisse seine Abenteuerlust in jeder Beziehung.

Ich vermisse den Hauch von Waghalsigkeit, der ihn umwehte wie eine Wolke Kölnischwasser – eine Mischung aus Schweiß, Aufregung und Draufgängertum.

Ich vermisse sein Lachen.

Und, Gott steh mir bei, ich vermisse sogar seine Geschichten.

Zum Beispiel die, als ihn die US-amerikanische Schauspielerin Cyd Charisse zu sich in ihre Suite im Dorchester Hotel bestellte, um an ihren legendären Beinen Maß für ein Kleid nehmen zu lassen, es dann aber nicht schaffte, so lange stillzustehen, wie mein Vater brauchte, um in Ruhe abzustecken. »Miss Charisse«, sagte mein Vater schließlich ein wenig streng (an dieser Stelle folgte jedes Mal eine

Kunstpause), »Wenn Sie nicht stillhalten, muss ich sie umlegen.« War das wirklich so passiert? Ich werde es nie erfahren, und es spielt auch keine Rolle.

Dann die Geschichte von dem Zimmermädchen, das sich in Paris um seine Studentenbude kümmerte und ihm eines Tages unter Tränen erzählte, sie hätte im Krieg einen deutschen Soldaten vor den Zug gestoßen. Verzweifelt saß sie auf seinem Bett, die Tränen liefen ihr über das Gesicht, und sie zwirbelte verzagt an den Strähnen, die sich aus ihrem Dutt gelöst hatten. Doch sie war nicht etwa so aufgelöst, weil ihre Schuldgefühle sie quälten, sondern weil es ihr nicht gelungen war, mehr als einen der Schweinehunde zur Strecke zu bringen.

Oder einmal, als sein Zimmergenosse, der Sohn eines griechischen Diplomaten und ein ebenso verwöhnter Student, wie mein Vater es gewesen war, ihn dazu bringen wollte, Kaninchen zu essen. Obwohl mein Vater Fleisch über alles liebte, zog er sich, um die Kaschrut nicht zu verletzen, aus der Affäre, in dem er behauptete, Vegetarier zu sein. Natürlich tischte die Pensionswirtin prompt darauf am nächsten Abend, den die beiden gemeinsam verbrachten, Hühnchen - seine absolute Lieblingsspeise - auf, und mein Vater musste, von seinem Tischnachbarn mit Argusaugen beobachtet, stattdessen ein Omelett erleiden.

Englisch war die vierte Sprache meines Vaters, und er machte ab und zu Fehler. Eines Abends, nicht lange, ehe er sterbenskrank wurde, begab sich die Familie, nachdem wir gut gegessen hatten, gemeinsam ins Wohnzimmer, und mein Vater beglückte uns mit einer seiner unzähligen Reisegeschichten. Er war in Malta gewesen und hätte eigentlich mit einem Kunden zu Abend essen sollen. Doch er hatte sich mit einer Ausrede verdrückt und es sich stattdessen vor dem Fernseher in seinem Hotelzimmer gemütlich gemacht. »Aber auf sämtlichen Kanälen lief überall dasselbe, wohin man auch schaltete«, beklagte er sich. »Lauter Schweineigel. Überall nur Schweineigel.«

Die Erste fing verstohlen an zu prusten, dann kicherte der Nächste, jemand gluckste in sich hinein, bis schließlich die versammelte Familie in schallendes Gelächter ausbrach, weil keiner mehr das Bild von einer Orgie mit Schweinen und Igeln aus dem Kopf bekam – überall Schnauzen und Stacheln und wackelnde Ringelschwänzchen. Wir lachten bis uns die Tränen kamen, wir prusteten und husteten und hielten uns die Bäuche vor Lachen.

Am Anfang war mein Vater natürlich entzückt, weil es ihm gelungen war, für solche Erheiterung zu sorgen, doch dann fiel der Groschen. Wir lachten nicht mit ihm, wir lachten über ihn. Ganz kurz nur entglitten ihm die Züge.

Ich sah einen flüchtigen Schatten über sein Gesicht huschen, und eine Sekunde lang hatte er sich nicht ganz im Griff. Ich glaubte, Kränkung zu erkennen, ganz kurz nur, auf alle Fälle aber Verwirrung. Und dazu einen Hauch Trotz. Doch all diese Regungen zogen schnell vorbei. »Was soll's!«, schien sein Gesicht zu sagen, und er ließ uns unseren Spaß. Meinem Vater gelang es, sich daran zu erfreuen, dass er für solche Ausgelassenheit gesorgt hatte, auch wenn es streng genommen auf seine Kosten geschehen war. Unter dem Strich hatte er die Situation mit Gelassenheit gemeistert. Ich bin mir nicht sicher, dass mir das gelungen wäre.

Wäre er noch am Leben, mein fabulierender Vater, ich frage mich, was er dazu zu sagen hätte, dass seine eigene Tochter sich der Vollendung eines halben Jahrhunderts nähert. Ich kann es mir denken. Ich glaube, als jemand, der so sehr Kind geblieben ist, würde er schlicht behaupten, das sei nicht möglich.

Vielleicht ist es gut, dass er nicht mehr am Leben ist, wenn ich die Schwelle überschreite. Mein Vater hätte die systematische Demontage jener Persona, an die ich mich den Großteil meines Erwachsenenlebens geklammert habe, nicht verstanden. Und falls doch, wäre er damit sicher nicht einverstanden gewesen. Er hätte Angst vor der psychischen Loslösung gehabt, die der Zustand der Liminalität mit sich bringt, und vor dem Übergangsritus, der verlangt, sich an der Schwelle zur Lebensmitte vollkommen nackt zu machen. Ich bin froh, dass ich, wenn ich mir in Sachen Generationenfolge den Kopf zerbreche, den Blick voll und ganz auf meine Tochter richten kann.

HERZ

Alle paar Wochen stehen meine Tochter und ich Rücken an Rücken in der Küche, barfuß auf dem kalten Fliesenboden, und treten an zum Größenvergleich. Ich spüre, wie ihr Körper sich an meinem Rückgrat entlangstreckt, nach oben strebt, fühle den Druck ihrer präadoleszenten, straffen Schultern an meinen Hängeschultern; Hintern an Hintern stehen wir da, mit angespannten Pobacken. Wir sehen aus wie ein Totempfahl – die Körper verschmolzen, die Gesichter regungslos und mit gerecktem Kinn nach außen gewandt, die Arme an die Seiten gepresst. Mein Mann umkreist uns mit Forscherblick und geht immer wieder in die Hocke, um uns aus allen Blickwinkeln zu betrachten. »Noch nicht ganz«, sagt er. »Da fehlen noch ein paar Zentimeter.« Später erzählt er mir, wie gespenstisch er den Anblick empfindet. »Als wäre ich Zeuge einer Zeitreise«, sagt er zu mir.

Die erste Messlatte hat meine Tochter schon abgehakt: Kurz vor ihrem zwölften Geburtstag hat sie meine Mutter überholt. Sie ist begeistert und kann es kaum erwarten, auch mich endlich in die Tasche zu stecken. Auf Zehenspitzen, den Arm um meine Schultern geschlungen, übt sie sich übermütig in Ebenbürtigkeit. Schon bald wird sie sich nicht mehr größer machen müssen. Wir werden Genossinnen sein, wenn auch nur, was das betrifft.

In Sachen Wäsche hat mein Mann bereits den Überblick verloren. Regelmäßig tauchen die Unterhosen meiner Tochter, bunt gestreift und mit Karomuster, in meiner Schublade auf, während meine Strumpfhosen immer öfter in ihrer verschwinden – und natürlich umgehend beschlagnahmt und zu ihrem eigenen Stil verarbeitet werden: blickdichte Beine in Schwarz oder Blau unter abgeschnittenen Jeans. Momentan kleiden sich alle Mädchen so, bei Regen oder Sonnenschein, und bohren mit den Zehennägeln Löcher in die Feinstrumpfhosen ihrer Mütter.

Ich verstehe diese Sortierfehler meines Mannes als seine Art, die elterlichen Aufgabenbereiche neu zu definieren. Während wir uns den Job in den ersten zwölf Lebensjahren unserer Tochter gleichberechtigt geteilt haben, hat er inzwischen offensichtlich, wenn auch unbewusst, das Gefühl, die Aufgaben würden in Er-Bereiche und Sie-Bereiche auseinanderdriften. Unterwäsche ist eindeutig meine Domäne, was heißt, dass er nicht gezwungen ist, genauer über all das nachzudenken, was mit dem Thema zusammenhängt. Auch ich empfinde es als zwingend notwendig, das Verhältnis zu meiner Tochter neu zu kalibrieren, wenn auch in völlig anderer Größenordnung. Je mehr sich eine Tochter zum Frausein hingezogen fühlt, desto mehr entzieht sie sich; mit diesem Paradox hat jede Mutter einer Tochter zu tun. Es ist ein verwirrendes Spannungsfeld, das seltsamen, elektromagnetischen Gesetzen gehorcht: Töchter fühlen sich zur Erwachsenenwelt des Frauseins hingezogen und empfinden die eigene Mutter gleichzeitig als abstoßend. Der Widerstand gegen die Mutter ist fundamental und dient dem Selbstschutz: Wie soll eine heranreifende Frau ein ausgeprägtes Gefühl für die eigene Identität entwickeln, wenn jede pubertäre Veränderung ihres Körpers sie zu einem verwirrenden Gemisch aus sich selbst und der Frau zu machen droht, die sie zur Welt gebracht hat?

Kein Wunder, dass die Bindung zwischen Vater und Tochter in dieser Phase häufig besonders stark ist – noch etwas, womit Mütter zu kämpfen haben. Bei uns zu Hause finden *Raumschiff-Enterprise*-Gelage und *Simpsons*-Binge-Watching ausschließlich im Zweierteam statt. Dasselbe gilt für Pfannkuchenorgien, Ignoranz gegenüber der Tatsache, dass der Hund stinkt, Herumlungern in Schlabberklamotten, spätabendliche Kreationen völlig neuer Desserts, Schlittschuhlaufen, die ausführliche Planung von nie stattfindenden Campingtrips und so weiter und so fort. Ich würde lügen, wenn ich behauptete, ich würde mich nicht ausgeschlossen fühlen, auch wenn die Summe all dessen die Messlatte für die Männer, die irgendwann ins Leben meiner Tochter treten werden, beruhigend hochlegt. Im Grunde erachte ich den Drang meiner Tochter zur Abgrenzung als unvermeidbar. Wenn die Loslösung der Tochter von der Mutter gelingen soll, liegt es nahe, dass sie diese Opposition auch durch eine engere Bindung zum Vater zementiert.

Wo diese Entwicklungsdynamik auf nur drei Protagonisten beschränkt ist, wirkt sie umso potenter. Was die Lage weiter verkompliziert, ist mein Bedürfnis, mich meinerseits von meiner Tochter zu lösen. Auch diesem besonders brisanten Entwicklungsthema von Frauen in der Lebensmitte wird oft zu wenig Aufmerksamkeit geschenkt.

Wenn meine Tochter und ich uns in die Haare kriegen, dann, weil *wir beide* darum kämpfen, eine neue, eigene Basis zu finden. Ich, weil ich mich von der jungen Frau lösen muss, die ich einst war und an die meine Tochter mich so sehr erinnert; sie, weil sie sich von dem erdrückenden Gefühl befreien muss, sie sei eine Miniaturausgabe von mir – nicht einfach nur meine Doppelgängerin, sondern auf bestem Wege, ihre eigene Mutter zu *werden.*

Sie steht an der Schwelle zur Adoleszenz und verändert sich auf seltsame und unerwartete Weise – Kurven runden sich, drahtige Haare sprießen mutwillig an ungewohnten Stellen. Ihr Biorhythmus folgt von einem Tag auf den anderen einer völlig unberechenbaren Chemie, und sie ist launisch, patzig und unsicher wie nie (Privatsphäre wird jetzt permanent groß geschrieben). Sie ist ein kluges Mädchen und hat begriffen, dass die Quelle ihres Unwohlseins in dem seltsamen Zustand zwischen Kindheit und Frausein zu suchen ist. Ihr Instinkt rät ihr, sich an Vertrautes zu klammern. Während ihre Klassenkameradinnen mit Make-up und Teenagerposen experimentieren, zögert sie, sich von Kindheitsdingen zu trennen. Es ist, als würde sie ahnen, dass in den nächsten Monaten *Minecraft*, ihre *Sylvanian Families*, die *Secret-Spy*-Bücher und ihre immer noch nachklingende Liebe zu den leicht bekleideten *Winx-Club*-Feen mit den Superkräften aus ihrer Lieblingsserie den letzten Auftritt haben werden.

Nie haben wir einander so gespiegelt wie zurzeit.[25] Auch mein Körper verändert sich gerade auf unerwartete Weise. Meine Haut verwandelt sich in Pergament, meine Gelenke knacken und schmerzen. Während die Hormone meiner Tochter hochkochen, befinden meine sich im Sturzflug. Sie hat den Schlaf für sich gepachtet, ich bin schlaflos geworden. Ihr Gedächtnis ist feinjustiert, meines klinkt sich regelmäßig aus. Gleichzeitig werden wir beide wie zwei Flipperkugeln willkürlich zwischen schlechter Laune und Euphorie hin- und hergeschossen. Und als wäre das nicht schon Aufruhr genug, bin ich zu meinem großen Ärger plötzlich wieder anfällig für eklatante Akneausbrüche, im gleichen Moment, wo auch bei ihr die ersten Pickel sprießen. Nachdem ich mich viele Jahre wohl in meiner Haut gefühlt habe, bin auch ich plötzlich unsicher wie lange nicht mehr.

Kein Wunder, dass bei uns zu Hause permanent die Fetzen fliegen. Eine von uns beiden legt zuverlässig Feuer an die leicht entflammbare Lunte der anderen.

Doch wo ist die Wurzel unserer Zwillingshaftigkeit tatsächlich zu suchen? Ist die Tatsache, dass meine Tochter just in dem Augenblick in die Pubertät kommt, wo ich in die Menopause eintrete, lediglich die logische Folge meiner Entscheidung, mit dem Kinderkriegen bis in die späten Dreißiger zu warten? Ist das Ganze tatsächlich nur ein Zahlenspiel? Oder gibt es noch eine andere Erklärung dafür, dass ich mich ebenso mit ihr identifiziere wie sie sich mit mir? Denn das Letzte, was ich jetzt gebrauchen kann, ist den festen Halt der Gegenwart unter meinen Füßen zu verlieren und dem Rückwärtssog in jene Gefilde nachzugeben, in denen mein Vater sich mit Vorliebe tummelte, umspült von glorreichen Erinnerungen, überflutet von einer leuchtenden Vergangenheit.

*

Suzanne Braun Levine,[26] erste Chefredakteurin des feministischen *Ms. Magazine,* die sich jüngst als Midlife-Crisis-Guru neu erfunden hat, beschwört den Begriff »Second Adulthood« - zweites Erwachsenenalter -, um eine Phase der »existenziellen Verwirrung« zu beschreiben, der Frauen sich in der Lebensmitte ausgesetzt sehen und die in ihrer Dramatik mit der Pubertät vergleichbar ist. Beim Eintritt in diese Phase geraten wir ins Taumeln. Plötzlich stellen wir alles infrage, was eben noch selbstverständlich war. Wir experimentieren, bewerten neu, gehen Risiken ein, konfrontieren uns mit unseren Ängsten, hinterfragen, wer wir sind und wohin wir uns entwickeln. Unsere praktischen, emotionalen und metaphysischen Belange kollabieren und konzentrieren sich auf eine einzige Frage: die nach unserer schlagartig wachsweich gewordenen Identität. Dieses Projekt der existenziellen Neubewertung legt nahe, dass hinter der Mutter-Tochter-Spiegelung mehr steckt, als sich durch Biologie oder Chronologie erklären ließe. Doch Levine fungiert hier lediglich als Multiplikatorin. Der Schlüssel zu diesem *Mehr* ist im Werk des deutsch-amerikanischen Entwicklungspsychologen Erik H. Erikson zu finden.

Erikson, der 1994 im Alter von einundneunzig Jahren starb, prägte den Begriff der Identitätskrise. Als glühender Anhänger von Freud zog er als junger Mann nach Wien, stürzte sich in den Schmelztiegel der Psychoanalyse, studierte bei den Gestaltpsychologen Karl und Charlotte Bühler und schließlich auch bei Anna Freud. Später bezeichnete er jene Jahre als »paulinische Tage der Theologie«.[27] Der Vergleich ist insofern treffend, als auch Freuds frühe Jünger dessen ursprüngliches Credo für eine neue Generation von Gefolgsleuten umschrieben. Nach Hitlers Machtergreifung emigrierte Erikson in die USA, wo er an einer Reihe renommierter Universitäten als Spezialist für Kinderpsychoanalyse wirkte.

Im Laufe der folgenden Jahrzehnte wich Erikson (wie vor ihm bereits Jung) auf bemerkenswerte Weise von der streng orthodoxen Freud'schen Lehre ab. So gelangte er beispielsweise zu der Überzeugung, dass das Ich mehr ist als reiner Diener der Identität (womit er impliziert, dass wir weniger dem inneren Trieb unterworfen sind und unsere bewussten Wünsche größere Bedeutung haben) und dass der größere Rahmen, in dem ein Kind aufwächst, für seine emotionale Entwicklung und Identitätsbildung ebenso entscheidend ist wie die Psychodynamik in seiner Kernfamilie. Außerdem betrachtete Erikson die Entwicklung der Persönlichkeit als lebenslangen Prozess – im Gegensatz zu Freud, für den Formung und Fixierung ausschließlich in früher Kindheit geschahen. So wie Eltern die Entwicklung ihres Kindes beeinflussen, so Erikson, werden sie im Gegenzug auch von ihren Kindern tiefgreifend beeinflusst.

1950 veröffentlichte Erikson, übrigens unter maßgeblicher, nie gewürdigter Mithilfe seiner kanadischen Ehefrau Joan, die erste, damals noch sieben Stufen umfassende Fassung seines Stufenmodells der psychosozialen Entwicklung – inspiriert von Shakespeares »Leben als Schauspiel in sieben Akten«. Sein Modell wurde zu einem Meilenstein der Theorien der Entwicklungspsychologie. Jede der Stufen charakterisiert er als eine auf dem Konflikt zwischen zwei Polen beruhende »psychosoziale Krise«, deren erfolgreiche Bewältigung für die nächste Stufe hilfreich ist. Bleibt eine Krise unbewältigt, kommt es zu Fixierungen. Eines Tages, auf der Fahrt von Berkeley zum Bahnhof nach San Francisco, hatte Eriksons Frau Joan eine Offenbarung: »Wir haben uns selbst dabei vergessen!«, rief sie. Sie waren damals beide achtundvierzig Jahre alt. Als sie den Bahnsteig erreichten, hatten die Eriksons ein Achtstufenmodell[28] skizziert, das nun auch eine als »spätes Erwachsenenalter« bezeichnete, auf die Lebensmitte bezogene Phase enthielt.

Jede der Erikson'schen Stufen bringt bei positiver Bewältigung eine Fähigkeit oder Tugend mit sich. Im frühen Erwachsenenalter zum Beispiel (in etwa die Jahre zwischen zwanzig und vierzig) bildet das Individuum feste Beziehungen und lebenslange Partnerschaften durch die Bewältigung der durch den Konflikt zwischen Intimität und Isolation entstandenen Krise. Die mit der positiven Bewältigung dieser Stufe verbundene Tugend ist die Liebe. Wohingegen die darauffolgende Krise der Lebensmitte, die berühmte Midlife-Crisis (in der siebten Phase, dem »Erwachsenenalter«, etwa zwischen vierzig und fünfundsechzig) von uns verlangt, den Konflikt zwischen schöpferischer Tätigkeit beziehungsweise Generativität und Selbstabsorption zugunsten der Generativität zu bewältigen und damit die Tugend der Fürsorge zu entwickeln. Gelingt dies nicht, besteht die Gefahr des Abgleitens in Stagnation und unseligen Narzissmus.

Mit Generativität meint Erikson alle Arten von Beiträgen zur Gesellschaft: Künste und Wissenschaften, das Großziehen von Kindern, die Unterstützung jüngerer Generationen, ernsthaftes Engagement für die Gesellschaft. Wie Erikson es formulierte: »Ein Erwachsener muß bereit sein, in den Augen der nächsten Generation ein numinoses Vorbild zu werden und sowohl als Richter über das Böse wie als Vermittler idealer Werke zu wirken.«

All das klingt in meinen Ohren stimmig, vor allem die Vorstellung, dass es kein fest fixiertes, unabhängiges Selbst gibt, sondern nur multiple Identitäten beziehungsweise eine Aufeinanderfolge von Identitäten; dass wir uns ständig verändern und immer weiterentwickeln. Diese Sichtweise lässt hoffen, dass die Irrungen und Wirrungen der Lebensmitte am Ende nicht nur schalen Trost, sondern echte Bereicherungen für uns bereithalten, und dass der Verlauf des Lebens statt einer langsamen Abwärtsspirale womöglich doch eine Aufwärtskurve beschreibt.

Als Gratisdreingabe für unsere Mutter-Tochter-Spiegelung weist Eriksons generative Agenda darauf hin, dass meine Tochter und ich uns beide weiterentwickeln werden, dass sich jede von uns irgendwann von ihrer stagnierenden Identität befreien wird und wir uns schließlich irgendwo auf unserem Lebensweg wiederfinden werden. Vielleicht ist dieser Weg zurück zueinander überhaupt nur in der Konsequenz gegenseitiger Loslösung möglich.

*

Während Eriksons Achtstufenmodell in den USA großen Anklang fand, blieb es in den Kreisen der europäischen Psychoanalyse unpopulär, weil es, seien wir ehrlich, zu lebensbejahend war. Durch die Verschiebung der Betonung vom psychosexuellen Trauma hin zur psychosozialen Krise lokalisierte Eriksons Modell den Kampf um eine stabile Identität nicht im permanenten inneren Krieg der Psyche, wie Freud, sondern im Spannungsfeld zwischen Selbst und Gesellschaft. Bei erfolgreicher Meisterung des Konflikts, so Eriksons Argument, könnte diese Spannung zugunsten des Individuums gelöst werden und auf diesem Weg zu Seelenfrieden führen. Dies ist, wenn man so möchte, das Entwicklungsziel der Lebensmitte.

Ob es Erikson selbst gelang, dieses Spannungsfeld in seinem eigenen Leben zu meistern, ist fraglich. Sein Biograf Lawrence J. Friedman glaubt, dass den Eriksons dieser Seelenfrieden versagt blieb, weil sie ein dunkles Geheimnis hüteten, welches das in der Öffentlichkeit so sorgsam gepflegte Image der Bilderbuchfamilie auf bittere Weise untergrub.

1944 brachte Joan ihr viertes Kind zur Welt. Doch das frohe Ereignis wurde von dem Umstand überschattet, dass Neil mit Down-Syndrom geboren wurde, ein damals noch kaum erforschtes Krankheitsbild. Kindern mit Down-Syndrom wurde nur eine niedrige Lebenserwartung zugesprochen, und falls sie doch länger lebten, wurden sie als zu »zurückgeblieben« erachtet, um im Mainstream von Gesellschaft und Bildungssystem zu bestehen. Schon etwa eine Dekade später sollte der US-amerikanische Kinderarzt Benjamin Spock diese Denkweise und damit das Schicksal der mit dem Down-Syndrom geborenen Kinder revolutionieren. Seine Empfehlung lautete, ihr Leben möglichst normal zu gestalten und ihnen unbedingt zu ermöglichen, im Umfeld von Eltern und Geschwistern aufzuwachsen. In den Vierzigerjahren des letzten Jahrhunderts jedoch wurden Kinder mit Down-Syndrom gleich nach ihrer Geburt ins Heim gegeben.

Während Joan noch unter Narkose stand, bedrängten die Ärzte Erik, seinen Sohn wegzugeben, ehe die Bindung zwischen Mutter und Kind zu stark werden konnte. Erik war verzweifelt. Nachdem er bei einer guten Freundin, der Anthropologin Margaret Mead, Rat gesucht hatte, ließ er sich auf den heimtückischen Pakt ein. Neil würde umgehend ins Heim gegeben, und niemand bräuchte zu erfahren, dass das Kind die Geburt überlebt hatte – nicht einmal zwei seiner drei Geschwister.

Friedman ist der Überzeugung, dass Eriksons tiefgreifende Schuldgefühle hinsichtlich dieser Entscheidung dazu führten, dass er sämtliche Energie auf den Entwurf eines durchdachten Schemas der normalen Persönlichkeitsentwicklung konzentrierte – eines, mit dem seine fünfköpfige Familie in Berkeley den nötigen Auftrieb bekam, ungefährdet durch den Makel genetischer Fehlentwicklung. Außerdem deutet Friedman an, die Schuld gegenüber seinen Kindern, denen er den Tod ihres Bruders vorgetäuscht hatte, wäre ein wesentlicher Motor für Eriksons Formulierung des generativen Stadiums im Erwachsenenalter gewesen. Hatten sie beide als Paar schließlich nicht selbst den Kampf um die Tugend der Fürsorge verloren, weil sie dem Drängen des Über-Ichs zur Selbstabsorption nachgegeben hatten?

Friedmans Argumentation klingt einleuchtend, vor allem, wenn man den Schaden in Betracht zieht, der entsteht, wenn Mutter und Kind zuerst an der Entwicklung ihrer Bindung und anschließend an der natürlichen Loslösung gehindert werden. Mich schaudert bei der Vorstellung an die Hölle, die Joan Erikson, entwicklungstechnisch betrachtet, durchmachen musste, als sie die Lebensmitte erreichte, geplagt von Zweifeln, was die Richtigkeit ihrer Entscheidungen betraf. Heimlich besuchte sie Neil ein paarmal, empfand diese Begegnungen jedoch zunehmend als verstörend und stellte die Besuche schließlich ein. Neil wirkte verschlossen und abweisend und war also auch nicht in der Lage, Joan durch eine wie auch immer geartete Beziehung jene Absolution zu erteilen, nach der sie sich so sehnte.

Man könnte es als interessante Fußnote betrachten, dass Joan in etwa zur gleichen Zeit, als Erik 1950 mit *Kindheit und Gesellschaft* endgültig berühmt wurde, den Umzug der Familie ins nahe gelegene Orinda veranlasste, wo sie ihre ehrenamtliche Tätigkeit in einem Krankenhaus aufnahm, um psychisch kranke Patienten bei der Wiedereingliederung in den Alltag zu unterstützen.

Eriksons Entwicklungsmodell erfuhr in den vergangenen Jahrzehnten unerwartete Unterstützung vonseiten der Neurowissenschaften, deren Forschungen allmählich auch empirische Belege für bedeutende Entwicklungsveränderungen in der Lebensmitte erbrachten. In den Neunzigerjahren machte Francine Benes[29] von der Harvard Medical School bei der Erforschung der adoleszenten Gehirnentwicklung eine bahnbrechende Entdeckung. Benes fand heraus, dass sich im adoleszenten Gehirn ein signifikanter Anstieg der Myelinisierung beobachten lässt – ein bestimmter neuronaler Wachstumsprozess, der die Erregungsleitung der Nervenimpulse im Gehirn erhöht. Um diesem Höhepunkt der neuronalen Entwicklung im Gehirn nachzugehen, verglichen Benes und ihre Kollegen die Umbauvorgänge im adoleszenten Gehirn mit denen einer Kontrollgruppe von einhundertvierundsechzig Personen im Alter zwischen null und sechsundsiebzig. In diesem Zusammenhang bemerkte Benes neben der Adoleszenz eine zweite Spitze: Das Gehirn, so stellte sich völlig unerwartet heraus, erfährt in der Lebensmitte einen zweiten Wachstumsschub. Die Konsequenzen dieser Erkenntnisse für die Kognitionswissenschaft sind enorm.

Harvard hat auf diesem Forschungsgebiet eine Vorreiterrolle inne. 2013 widmete sich eine ganze Ausgabe von *On The Brain*,[30] dem Newsletter des Mahoney Neuroscience Institute, den jüngsten Forschungen auf dem Gebiet des Erwachsenengehirns in der Lebensmitte. Obgleich noch ein sehr junges Fachgebiet, deckt die Erforschung der neuronalen Plastizität – der Fähigkeit des menschlichen Gehirns, sich abhängig von Erfahrungen beständig neu zu strukturieren - zahlreiche Wege auf, in denen sich spezialisierte Hirnareale immer wieder umwidmen, umrüsten, umbahnen und somit funktionell transformieren - auch wenn die Diskussion, inwiefern derartige physische Umstrukturierungen durch Erlebtes beeinflusst werden, hochkontrovers ist.

Erik Erikson durfte diese reichhaltigen Erkenntnisse auf dem Gebiet der Kognitionswissenschaft noch selbst erleben, die seine ein halbes Jahrhundert zuvor formulierte Entwicklungstheorie so entschieden stützen. Mir gefällt die Vorstellung, dass er Freud bei der Lektüre über neuronale Plastizität in Gedanken eine lange Nase machte.

Ich persönlich mag an Eriksons Modell vor allem den Aspekt der eigenverantwortlichen Arbeit, die uns bei der Bewältigung der einzelnen Entwicklungsstadien abverlangt wird; auch, weil dies die Selbsthilfebewegung mit ihrer Denkfaulheit und den allzu einfachen Antworten ein wenig in ihre Schranken verweist - ebenso wie den Hexenchor der weisen Alten, welche die Lebensmitte lediglich als eine Art Gewittersturm betrachten, als etwas Dunkles, dräuend Brodelndes, das zwar zwischenzeitlich pfeift und heult und blitzt und donnert, aber schnell und ohne allzu viele Kollateralschäden wieder vorüberzieht.

Im Selbsthilfemodell kreist man, wie der Name schon sagt, unentwegt um sich selbst. Man ist das Zentrum seines eigenen Universums. Die Generativität dagegen unterstellt, dass die Früchte der Lebensmitte das Ergebnis jener harten Arbeit sind, die einen aus ebendiesem Zentrum des eigenen Universums herausgelöst hat. Anders gesagt, Generativität ist nichts, das man isoliert erreichen kann. Es ist ein Prozess, der ohne Spiegel jedweder Art nicht möglich ist. Auch Susan Levine scheint das zu begreifen und bringt ebenfalls die Familiendynamik mit ins Spiel, wenn sie sagt, Frauen würden sich, wenn sie den Sturm der Lebensmitte durchsegeln, selbst ermächtigen. So gesehen ist Entwicklung beziehungsabhängig, Verhandlungssache, ein Tauschgeschäft. Doch selbst Levine, die sich am anspruchsvollen Ende der Selbsthilfeskala befindet, weigert sich einzugestehen, dass vor jeder Entwicklung, von Neugeburt ganz zu schweigen, zwingend ein Prozess des Betrauerns und Beklagens steht. Diese Trauerarbeit nimmt komplexe Formen an und hüllt sich in verschiedenste Gewänder, doch das Selbstbegräbnis gehört definitiv mit dazu.

*

Ich bin kein besonders gefühlsbetonter Mensch und bin der festen Überzeugung, dass Gefühle den Intellekt vernebeln. Doch was meine Tochter betrifft, bin ich regelrecht sentimental: Sie ist, wie es im arabischen Dialekt meiner irakischen Familie heißt, mein *gulbi* – mein Herz.

Als sie ein Neugeborenes war, entwickelte ich hinsichtlich ihrer Zukunft einen geradezu animalischen Beschützerinstinkt. Ich vergoss im Voraus Tränen für all den Schmerz, den sie in ihrem Leben erleiden würde. Für mein verwirrtes, postnatales Hirn stellte sich der Verlauf ihres Lebens als Aneinanderreihung von Sorgenmomenten dar: Die erste Enttäuschung, der erste Krach mit einer Freundin, der erste Liebeskummer, der erste Verlust – ich hatte sie aus purem Egoismus in eine Welt voller Leiden hineingeboren. Auch wenn ich diesen rührseligen Gefühlszustand auf die Hormone schiebe, eine gewisse Sentimentalität ist mir bis heute geblieben.

Beweisstück A: In meinem Schrank befindet sich ein Schuhkarton, in dem ich jeweils ein Exemplar ihrer ersten Schuhe aufbewahre, von den kleinen elastischen Schühchen mit weicher Ledersohle, auf denen sie ihre ersten Gehversuche machte, bis zum ersten Paar Schulschuhe mit Klettverschluss.

Beweisstück B: In einer kleinen, schwarzen Chinalackdose mit rotem Seidenfutter liegt der vertrocknete Rest der Nabelschnur, die uns einst verband. Diese Schnur wurde in der Geburtsklinik an ihrem Bauchnabel verknotet, ehe man sie mir in den Arm legte wie ein Geschenk, und fiel, von der Blutzufuhr abgeschnitten, nach ein paar Wochen ab.

Beweisstück C: Noch eine Schachtel - eine, die ich ihr eines Tages auszuhändigen gedenke -, gefüllt mit den kreativen Ergüssen ihrer ersten zehn Lebensjahre: Zeichnungen und Kritzeleien, Spionagegeschichten, Meerjungfrauentagebücher, Hefte voll urkomischer Listen und eine Karte, die sie mir zu meinem achtundvierzigsten Geburtstag gebastelt hat, mit einem Kuchen und Kerzen darauf und dazu dem Spruch: »Mummy, wir werden alle älter!«

Zurzeit bin ich voller Gefühle, aber in einer neuen Form - es ist eine Nostalgie, in die vor allem Erinnerungen an meine (nun endgültig verlorene) Jugend verwickelt sind.

In den beharrlichsten Momenten ist diese Nostalgie überwältigend. Ein Nachmittag in Paris fällt mir ein, vor ein paar Jahren, während eines Kurzaufenthalts gemeinsam mit Mann und Tochter. Es war April, wir hatten den Frühlingssonnenschein und die ungewohnte Wärme genossen, waren durch die Straßen von Montparnasse geschlendert, hatten die herrlichen Fassaden bewundert und darüber fantasiert, wie es wäre, in diesen Häusern zu wohnen, und uns plötzlich vor dem Musée Rodin wiedergefunden. Die verschwörerische Magie zwischen uns dreien ließ nur eine Schlussfolgerung zu: Das Museum hatte uns zu sich gerufen, und ein Besuch war unerlässlich.

In dem Museum, einem fast intimen Ort, der Rodin einst selbst als Zuhause gedient hatte, trennten wir uns, nicht absichtlich, sondern weil wir einzeln unserer Wege gingen, geleitet von der jeweiligen Stimmung und angelockt von unterschiedlichen Werken. Die Räume waren sonnendurchflutet, die Museumswärter hatten die hohen Fenster geöffnet, und die weißen Gardinen blähten sich in der Brise wie Siegesfahnen. Das obere Stockwerk war so gut wie leer, und ich streifte ziellos von einem Raum zum nächsten, im Bann der Freude über die taktilen Skulpturen – die faszinierend grobe Sinnlichkeit des Kopfes von Balzac, den feinen, fast delikaten Ausdruck im sanften Schwung der Finger auf der Studie zu einem Händepaar.[31]

Auf einmal ergriff mich heftiger Schwindel. Ich kann nicht sagen, was genau ihn auslöste, ein bestimmtes Exponat, ein Raum, eine Stimmung oder einfach nur das sinnliche Gefühl, mich auf engstem Raum mit so viel wundervoller Kunst zu befinden – jene als Stendhal-Syndrom bekannte kulturelle Reizüberflutung. Jedenfalls erlebte ich in diesem Augenblick ein Flashback in die Vergangenheit, zu einem Besuch eben dieses Museums vor fast dreißig Jahren, als ich mit meinem französischen Geliebten dort gewesen war. Als wäre ich in einen Zeittunnel gesaugt worden, wurde ich von einem schwindelerregenden Gefühl des Verlangens überwältigt – durchdringend bis ins Mark, berauschend und zutiefst sexuell; als würden sämtliche

Hoffnungen und Möglichkeiten, die mein jüngeres Ich in diese eine, hochfliegende Beziehung gelegt hatte, unmittelbar durch mich hindurchfließen. Die Erinnerung war so überwältigend, dass ich beinahe in Ohnmacht gefallen wäre, und als ich langsam wieder zu mir kam, blieb ein verzweifeltes Verlustgefühl zurück.

Später versuchte ich, meinem Mann zu erklären, was passiert war, doch während ich noch darum kämpfte, mein Erleben in Worte zu fassen (nein; ich verzehrte mich nicht vor Sehnsucht nach einem verflossenen Liebhaber), wurde mir klar, dass dies eine jener Erfahrungen war, die sich nicht relativieren lassen. Diese Erfahrungen existieren ausschließlich im gefühlten Augenblick und sterben, sobald man darüber spricht.

Trotzdem ist die Erfahrung selbst mir geblieben und hat sich inzwischen zu einer heftigen Ambivalenz feinjustiert, was meine Gefühle für meine Tochter betrifft als auch hinsichtlich jener für mich selbst als Mutter. Nie war mir so sehr bewusst, in welchem Ausmaß sich die verschiedenen Identitäten eines Menschen ineinanderschieben wie Teleskoprohre, fokussiert auf einen einzigen Brennpunkt, und so eine Art Zeitreise bewirken können. Man ist gleichzeitig hier und auch da, befindet sich simultan an mehreren Orten. Das führt zu dem überwältigenden Gefühl, eine konkrete Vergangenheit würde nicht existieren, nur eine maximal ausgedehnte, mit den Jahren wie mit winzigen Muscheln dicht bewachsene Gegenwart.

Von meinem Standpunkt am anderen Ende des Fruchtbarkeitsspektrums aus bin ich mir der Schwelle, an der meine Tochter sich augenblicklich befindet, deutlich bewusst. Ich möchte ihr zuwinken, wissend, voller Sympathie und Anerkennung, möchte ihr zurufen, dass alles gut wird. Ich möchte ihr sagen, dass auf der anderen Seite dieser schwierigen, adoleszenten Verwandlung Freiheiten und Erfahrungen auf sie warten, von denen sie nicht mal zu träumen wagt, ungeahnte Fähigkeiten und neues Selbstvertrauen. Dass tiefe Freundschaften auf sie warten und noch tiefere Liebesbeziehungen; das Auf und Ab der Studienzeit und erste Jobs; erste unabhängige Reisen und neue Möglichkeiten an allen Ecken. Ich möchte ihr sagen, dass ihre Träume zum Greifen nah sein werden. Dass ihre Ängste ins Verborgene abdriften werden. Dass eine Zeit kommt, in der sie sich unbesiegbar fühlen wird.

Dann wieder überkommt mich tiefe Traurigkeit angesichts meiner eigenen verpassten Möglichkeiten, und eine nicht ganz echte Nostalgie angesichts all der Wege, die ich nicht eingeschlagen habe - ich vermisse, wenn man so will, all das, was ich nie hatte, und obwohl es unangebracht ist, bedauere ich alle noch vor mir liegenden Wege, die ich nie einschlagen werde. Ein Begleiter der Lebensmitte ist nun mal das Gefühl schwindender Möglichkeiten. Weil ein Teil von mir sich in der vagen Sehnsucht nach allem, was hätte sein können (und niemals sein wird,) verliert, bin ich oft nicht in der Lage, meiner Tochter so überzeugt beizustehen, wie ich es müsste. Wenn ich diese Aufgabe erfolgreich meistern soll, muss ich zuerst die Geister meiner früheren Ichs ziehen lassen, vor allem jene, die in der Lage sind, mich niederzustrecken. Und das ist im Grunde nichts anderes als die Erwachsenenversion davon, sich von seinen Kindheitsdingen zu trennen.

Was ich meiner Tochter jedoch jetzt schon sagen kann, ist, dass die unbekannte Welt, die vor ihr liegt, weniger furchterregend ist, als sie glaubt. Oder, genauer gesagt, dass sie weniger furchterregend als einschränkend ist –

jede Wahl, die man trifft, trägt auch die Verantwortung für die nicht getroffene Alternative in sich: Jeder Weg, den man einschlägt, beinhaltet gleichzeitig den Weg, den man nicht eingeschlagen hat.

Die moderne Physik hält für das Dilemma, nicht alles haben zu können, eine tröstliche Metapher bereit: die Viele-Welten-Hypothese.[32] Ursprünglich von dem US-amerikanischen Physiker Hugh Everett 1957 als Antwort auf die der Quantentheorie inhärente Ungewissheit formuliert, führt diese Hypothese inzwischen ein munteres Eigenleben als Gedankenexperiment. Sie besagt, dass alle möglichen Varianten von Vergangenheit und Zukunft wirklich sind, weil sich das Universum bei jeder Entscheidung, die getroffen werden muss, teilt und somit sicherstellt, dass alle möglichen Folgen berücksichtigt werden. Jeder denkbare Weg wird tatsächlich eingeschlagen, in einem eigenen Universum unter einer Vielzahl von Universen. Die Physik – mag der Blickwinkel, aus dem man sie betrachtet, auch noch so philosophisch sein – ist moralisch neutral: Sie sagt uns nicht, in welchem Universum unsere Entscheidungen das größere Maß an Erfüllung zeitigen.

Die Viele-Welten-Hypothese suggeriert, dass wir unsere konventionellen Blaupausen zerreißen sollten. Denn es ist doch so: für einen Großteil unseres Lebens steht der Plan bereits fest, ordentlich ausgebreitet und vorgezeichnet. Vereinfacht ausgedrückt, lautet er ungefähr so: Die Jahre zwischen zehn und zwanzig gehören dem Lernen, die Zwanziger dem Ausprobieren und dem Spaß; in den Dreißigern konsolidieren wir (Laufbahnen, Beziehungen, Finanzen) und werden Eltern; in den Vierzigern dann entfalten wir uns zu unserer vollen Größe und erreichen einen gewissen Höhepunkt; und in den Fünfzigern, dem Horizont, dem ich mich nun zuwende, dürfen die Glücklichen unter uns einem weiteren Höhepunkt entgegensehen, während andere die Lebensmitte eher als Angriff erleben, der sie des Gefühls beraubt, die Zukunft würde mehr für sie bereithalten als die Vergangenheit.

Besagte Theorie behauptet nun, dass diese konventionelle und zugegebenermaßen westlich privilegierte Blaupause nicht besser und nicht schlechter ist als jeder andere vorgezeichnete Weg. Mir kommt dabei der Gedanke, dass diejenigen, die seit ihrer Jugend den Umrissen dieses Modells am treuesten geblieben sind, in der Lebensmitte am meisten zu kämpfen haben. Was das für mich und die Begleitung meiner Tochter durch die Adoleszenz bedeutet, ist nicht ganz klar. Auf jeden Fall möchte ich sie dazu ermutigen, das Unbekannte mit offenen Armen zu empfangen. Denn eins steht fest: Mit jedem Schritt, den man sich ins Ungewisse vorwagt, lichtet sich der Nebel ein klein wenig mehr.

In der besten meiner Idealvorstellungen setzten wir unseren Weg gemeinsam fort und spiegeln einander weiter. Meine Tochter entfernt sich von ihrer Blaupause so weit, wie sie möchte, Lernen und Erleben und Abenteuer wechseln sich ab, während ich mich in die nebelverhangenen Fünfziger vorwage, langsam, tastend, und die Sicht Monat für Monat ein Stückchen weiter aufklart. Es gilt, an sich zu arbeiten, sich weiterzuentwickeln, es gilt, loszulassen, und es gilt, im gleichen Maße zu vergessen wie sich generativ neu zu erfinden. Und während die Entwicklungsarbeit ihren Lauf nimmt, tröste ich mich mit der Vorstellung, dass irgendwo, weit, weit weg, in anderen Universen, unendlich viele fünfzigjährige Versionen meines Selbst jedes einzelne Schicksal erleiden müssen, dem ich in meinem Universum entronnen bin: Frühverrentung, Scheidung, Verbitterung und Depression, Hoffnungslosigkeit, Phlegma und Bankrott.

EINGEWEIDE

Ich würde meiner Mutter gerne eine Geschichte erzählen und so ein Gespräch über das Älterwerden eröffnen, ihres und meines, und über unsere unterschiedlichen Herangehensweisen. Dies ist kein Thema, über das wir in unserer üblichen Weise sprechen würden. Im Normalfall bewegen sich unsere Unterhaltungen rhythmisch und gefällig hin und her wie ein Webschiffchen, folgen ihrem behaglichen Muster, weben einen Teppich aus Empathie, der allem rationalen Verständnis entgegenwirkt. Entweder das, oder wir bringen uns gegenseitig zum Explodieren. Im alltäglichen Austausch sind meine Mutter uns einig, indem wir Dinge auslassen. Wir können einander begegnen, weil wir alle möglichen heiklen Themen umschiffen.

Momentan wird unsere Beziehung von Papierbergen bestimmt. Die Generalvollmacht beispielsweise, die meine Mutter mir erteilen will, damit ich mich, falls sie dement wird, um die Krankenversicherung und ihre Finanzen kümmern kann; oder der endlose zu unterschreibende Papierschwall, der sich tagtäglich durch ihren Briefschlitz ergießt und mit dem meine Mutter, einst der Inbegriff organisatorischer Effizienz, nichts mehr zu tun haben möchte. Bei jedem Besuch erwartet mich eine Führung durch diverse Schränke, in denen sie die Unterlagen für das Haus und die Ersparnisse verwahrt, ihr Testament, die Kontoauszüge. Das tut sie, damit ich weiß, was sich wo befindet, und sie es endlich vergessen kann. Meine Mutter glaubt an breitestmögliche Streuung – als wäre die Verwahrung sämtlicher Unterlagen an einem Ort eine Gefahr für die Unversehrtheit ihres papierenen Bollwerks.

Als ich eines Tages auf der Leiter stehe, den Kopf in den staubigen Tiefen des Schranks im Gästezimmer, mal wieder auf der Suche nach irgendwelchen Unterlagen, die meine Mutter zu sichten wünscht, fällt mir eine abgegriffene, sorgsam verknotete Plastiktüte in die Hände. Darin, zusammengerollt wie Schlangen im Nest, ihr wertvollster Schmuck. All die Diamanten, für die mein Vater sich oft beinahe ruiniert hätte, nachlässig in eine abgegriffene Plastiktüte gestopft und in den Schrank gepfeffert. »Wann soll ich das Zeug denn noch tragen?«, sagt meine Mutter vom Fuße der Leiter. Ich sehe zur ihr hinunter, wie sie dasteht, in ihren Gesundheitsschuhen und den bequemen Klamotten, die sie inzwischen am liebsten trägt, und durch ihre Gleitsichtbrille zu mir hinaufschielt, und weiß nicht, was ich darauf antworten soll. Trotzdem gibt der Fund mir zu denken. Hat meine Mutter die Tüte absichtlich dort deponiert, um mir damit zu signalisieren, wie dringlich ihr Wunsch nach Übergabe der Geschäfte ist? Oder hat sie nicht mehr alle Tassen im Schrank? Wie dem auch sei, der Schmuck liegt inzwischen sicher verwahrt im Schließfach ihrer Bank.

Ich möchte mit ihr über andere Dinge sprechen. Über mein Leben, zum Beispiel. Aber wir kommen immer wieder nur auf die Papierberge zurück. Ob ich ihr einen Brief schreiben kann? Ein Formular für sie versenden? Einen Schriftsatz unterzeichnen und einen anderen in Verwahrung nehmen? Wenn mein Vater versuchte, dem Tod durch Flucht in die Kindheit zu entkommen, so verfolgt meine Mutter offensichtlich die Strategie, den Sensenmann mit raumfüllender Bürokratie mürbe zu machen; es gibt immer einen Vertrag zu unterzeichnen und zu bezeugen; es gibt immer T-Striche zu ziehen und i-Tüpfelchen zu setzen, Briefmarken zu kaufen, Unterlagen zu kopieren und Unterlagen an Anwälte und Notare zu senden. Die Welt, die meine Mutter zurücklässt, wird perfekt geordnet sein. Auch wenn meine Mutter Mühe hatte, ihre Zeichen auf andere Weise zu setzen, mit Stempel versehen werden sie allemal sein.

Ich weiß es zu schätzen, dass die permanente Auseinandersetzung mit dieser Papierflut uns die Möglichkeit gibt, unsere Beziehung in einen geschützten Raum zu verlegen, wo sich nichts reiben und also auch nichts explodieren kann. An diesem sicheren Ort, zwischen Bergen von Buchhaltung, praktizieren wir den symbolischen Austausch von Vertrauen und Vergebung wie die Gesandten zweier verfeindeter Länder, die sich zur Unterzeichnung einer *Entente Cordiale* auf neutralem Boden begegnen. Dies ist unsere Art, einander zu versichern, dass wir trotz unzähliger Differenzen, trotz Zankereien und Meinungsverschiedenheiten – die bis weit in eine hitzige Vergangenheit zurückreichen, wo die mittelöstlichen Traditionen meiner Mutter permanent mit meinen westlichen Ansprüchen kollidierten – durch unser Blut unverbrüchlich aneinander gebunden sind. Und in der Geschichte der Loyalität übertrumpft Blut nun mal alles.

Die Geschichte, die ich meiner Mutter erzählen möchte, ist auch ein Friedensangebot. Meine Mutter besitzt ein intuitives Verständnis für die nährenden Bande von Geschichten. Je älter sie wird, desto mehr nährt auch sie sich durch die Geschichten aus ihrer Jugend. Sie erzählt diese Geschichten wieder und wieder, um eine Brücke über das Meer der Jahre zwischen damals und heute zu schlagen. Doch dieser Trick funktioniert in beide Richtungen, und die Geschichte, um die es mir geht, ist eine, die in die Zukunft weist. Es handelt sich um eine moderne Fabel, die man vielleicht mit dem Titel »Wie die Frau zur Menopause kam« überschreiben könnte. Sie geht so:

Die Menopause ist unter Lebewesen ein seltenes Phänomen und blieb jahrhundertelang ein Rätsel. Die Frauen, die sie erlebten, verloren kaum ein Wort darüber, und wenn, dann hinter vorgehaltener Hand und ausschließlich unter ihresgleichen. Viele waren voller Scham, sie senkten den Kopf, ließen graue Strähnen wie Schleier über ihr Gesicht fallen und verkrochen sich in staubige Ecken, wo niemand sie bemerkte. Oder sie schleppten ihre schweren Glieder die Hügel hinauf, auf der Suche nach sonnenbeschienenen Felsen, um sich darauf niederzulegen und in Frieden zu verdorren und verschrumpeln. Sie wurden kaum jemals vermisst, weil kaum jemand ihr Verschwinden bemerkte.

Im gesamten Tierreich existierten gerade mal drei Arten von Säugetieren, die die Menopause durchlebten, und bei allen drei Arten wurden die unfruchtbar gewordenen Weibchen überaus alt. Dies waren der Mensch, der Große Schwertwal, auch Orca genannt, und der Kurzflossen-Grindwal. Doch die Frauen fühlten sich trotzdem noch immer sehr allein, denn selbst ihre engsten zu Lande lebenden Verwandten – die Primaten – mussten sich bis an ihr Lebensende nicht von ihrer Fruchtbarkeit verabschieden.

Natürlich gab es von Zeit zu Zeit ein paar Ausnahmen: Ab und zu fand sich unter den Menschenaffen eine alt gewordene Zooinsassin oder ein von Tests verwirrtes Laboraffenweibchen, das im Laufe der Zeit unfruchtbar geworden war. Doch das war wohl ein Symptom der Gefangenschaft, vergleichbar mit Depression beispielsweise. Auch wusste niemand zu sagen, ob Schwertwalkühe in der Menopause wie die Menschenfrauen unter Hitzewallungen, Nachtschweiß, Stimmungsschwankungen, Scheidentrockenheit und Gewichtszunahme litten. Das war und ist noch immer ein Rätsel. Selbst wenn den Walkühen die Symptome erspart blieben, stellte sich Beobachtern die Frage, wie eine so offensichtliche Fehlanpassung wie die Menopause in der Evolution je ihren Platz finden konnte.

Darwinistisch betrachtet, und das ist die Brille, durch die die meisten Beobachter, von denen hier die Rede ist, blicken, verlangt das Phänomen der Menopause tatsächlich nach einer Erklärung. Wenn es in der Evolution ums Überleben geht, sind die Gewinner stets jene Individuen, die ihr genetisches Vermächtnis sichern, indem sie möglichst viele Nachkommen generieren. Unfruchtbar gewordene Individuen sind demnach überflüssig. Und so stellt sich die Frage, weshalb der blinde Vollstrecker namens »natürliche Selektion« im Laufe der Zeit die postmenopausalen Weibchen nicht ausgemustert hat.

Als man noch glaubte, die Menopause sei ein Alleinstellungsmerkmal des Menschen, lautete das gängigste Argument, die Langlebigkeit postmenopausaler Frauen sei ein von der Moderne hervorgebrachtes Artefakt – ein Beispiel dafür, wie die Zivilisation die Samen der Natur schwächt und »Monster« generiert (die Biologie, werte Leserinnen und Leser, macht sich der kruden Frauenfeindlichkeit ebenso schuldig wie jede andere Disziplin). Bis die Entdeckung der Menopause beim Großen Schwertwal Ende des 20. Jahrhunderts den Raum für eine völlig neu geartete Denkweise schuf.[33]

Die komplexen sozialen Strukturen der Orcas funktionieren fundamental matriarchalisch. Anstatt nur ihre Jungen großzuziehen, stehen Schwertwalkühe nach der Aufzuchtphase weiter zur Verfügung, um die erwachsenen Jungtiere zu unterstützen und ihre Überlebenschancen zu erhöhen, indem sie ihnen im Kampf um Ressourcen und Dominanz beistehen. Oftmals sind es die Altkühe, die ihre Gruppe bei der Jagd anführen. Vor allem die Abhängigkeit der erwachsenen Jungbullen von den alternden Müttern ist so groß, dass sich die Wahrscheinlichkeit zu sterben, sollte die Mutterkuh sterben, auch für die Nachkommen automatisch erhöht. Genau gesagt um das Vierzehnfache, folgt man einem internationalen Team von Wissenschaftlern, die an Orca-Populationen im Nordpazifik Langzeitstudien vorgenommen haben.

Menschen, Wale und andere langlebige Spezies – Elefanten, Küstenseeschwalben – sind in der Biologie als K-Strategen[34] bekannt. Der Begriff bezieht sich auf eine Evolutionsstrategie, die zum ersten Mal von dem Soziobiologen E. O. Wilson beschrieben wurde, der damit die Abwägung zwischen Quantität und Qualität als Reproduktionsziel erklärte. Lebewesen mit R-Strategie, wie Insekten, Nagetiere und Bakterien, sind, was die Reproduktion betrifft, verschwenderisch. Sie erzeugen massenweise Nachwuchs, zeigen jedoch so gut wie kein Interesse an dessen Aufzucht. Der Großteil dieses Nachwuchses stirbt, auf sich allein gestellt, aller Wahrscheinlichkeit nach sehr jung. Doch aufgrund der schieren Masse der von R-Strategen produzierten Nachkommen erreichen immer einige Individuen das Erwachsenenalter, beginnen ihrerseits mit der Fortpflanzung und bewahren so den Genpool vor dem Aussterben. Lebewesen mit hoher Lebenserwartung zählen dagegen eher zu den K-Strategen. Für sie ist die Fortpflanzung ein mühevoller, langwieriger und energieraubender Prozess. Sie produzieren nur ein paar wenige Nachkommen, die ihrerseits vergleichsweise spät die Geschlechtsreife erlangen. Die Eltern investieren ein hohes Maß an Energie in jedes einzelne Junge, oft bis hinein ins Erwachsenenalter und oft – wie beim Schwertwal und beim Menschen – mithilfe ausgefeilter sozialer Strukturen. Bei Orcas und Menschen erstreckt sich die Investition der Muttertiere in den Nachwuchs bis weit über die fruchtbaren Jahre hinaus, und das offensichtlich mit dem Segen der Natur.

Diese eindeutig adaptive Funktion ist demnach die Antwort auf die Frage, wie die Frau zur Menopause kam. Allgemein als »Großmutter-Hypothese«[35] bekannt, wurde dieser Ansatz zum ersten Mal 1957 von dem Evolutionsbiologen George C. Williams, einem gefeierten Seneszenz-Theoretiker, in einem bahnbrechenden Aufsatz behandelt. Williams schreibt, dass es evolutionstechnisch gesehen zu einem bestimmten Zeitpunkt im Leben einer Mutter sinnvoll sei, die Reproduktion einzustellen, und sich stattdessen um die Pflege des bereits vorhandenen Nachwuchses zu kümmern. So gesehen war die Menopause eine kluge evolutionäre Umstellung, die dazu diente, Frauen von der Reproduktion zur langfristigen Unterstützung des Nachwuchses zu führen.

Williams sagt außerdem, dass es, wenn das Überleben der Gene bis zu einem gewissen Grad vom Überleben des Familienverbandes abhängig ist, aus evolutionärer Sicht von großem Vorteil sei, wenn Mütter die Kinder ihrer Kinder unterstützten – ein Phänomen, dass als Verwandten- oder Sippenselektion bekannt ist und das gemeinsam mit dem Konzept des reziproken Altruismus zu den Hauptwerkzeugen gehört, mit denen uneigennützige Verhaltensweisen wie Opfermut, Bereitschaft zu kalkuliertem Risiko und Kooperation evolutionsbiologisch erklärt werden.

Unterstützung bekam die »Großmutter-Hypothese« von anthropologischen Studien über abgelegene Stämme von Jägern und Sammlern, bei denen über Jahrtausende hinweg unverändert gebliebene soziale Normen Hinweise auf als adaptiv geltende Verhaltensmerkmale geben können. Eine solche Volksgruppe sind die Hadza aus dem zentralen Norden Tansanias, eine kleine, genetisch homogene Gemeinschaft, die zu den letzten echten Jägern und Sammlern Afrikas zählt.[36] Die Hadza leben als Nomaden in kleinen, generationenübergreifenden Gruppen von zwanzig bis dreißig Personen. Sie erziehen ihre Kinder gemeinsam und teilen sich auch sonst die Arbeit: Die Männer gehen auf die Jagd, die Frauen sammeln. Für die Gesundheit der Hadza-Gruppen sind postmenopausale Frauen offenbar ein Segen, weil sie die Ressourcen weniger strapazieren als ihre fruchtbaren Geschlechtsgenossinnen, sich jedoch weiter am Sammeln von Nahrung beteiligen. Zugleich werden die älteren Frauen, und da vor allem die kinderlosen, als Trägerinnen des kulturellen Wissens, der Erinnerung und der Erfahrung verehrt.

Meiner Mutter würde dieser vielschichtige Geschichtsbogen gefallen. Nicht nur, weil er zum Bild der Stellung der alternden Frau passt, das ihr aus ihrem eigenen Universum vertraut ist, sondern auch, weil dieses Bild hiermit aus dem Blickwinkel der Evolution bestätigt wird.

Aufgewachsen im Mittleren Osten, in einer Kultur, der unser westlicher Individualismus stets suspekt war, ist die operative Einheit meiner Mutter immer die Großfamilie im Sinne einer Sippe gewesen, wenngleich ihre Verwandten keine Jäger und Sammler, sondern eher urban und kaufmännisch geprägt waren. Die Mütter und Großmütter waren die Herrscherinnen im Inneren und überließen den Männern bereitwillig die Außenwelt aus Arbeit, Politik und des bezahlten Vergnügens in rauchgeschwängerten Kaffeehäusern und Spielhöllen. Familie bedeutete Einheit, Solidarität und Zusammenhalt. Das ging so weit, dass die Familie sich als ein einziges Wesen sah und bewegte. Wurde eines der Mitglieder beleidigt oder verletzt, schlossen die anderen beschützend ihre Reihen; ging ein einzelnes Mitglied fehl - beging Ehebruch oder ließ sich auf fragwürdige Geschäfte ein -, wurde durch sein Verhalten die ganze Verwandtschaft befleckt.

Meine Mutter wurde in der Gemeinschaft großgezogen, zwar in erster Linie von ihrer Mutter, aber auch von ihrer Großmutter, einer waschechten Matriarchin alter Schule, die sich ihrer Macht durchaus bewusst war. Die religiöse Erziehung meiner Mutter wurde dem helläugigen, verträumten Großvater überlassen, während die soziale Prägung durch zahlreiche Tanten und Onkel sowie deren schmallippige Ehefrauen geschah, verstärkt von sämtlichen Vettern und Cousinen der Verwandtschaft, und all das unter einem Dach, in einem Haushalt durcheinander.

Das Haus der Familie, in einem jüdischen Vorort von Bagdad gelegen, war Sinnbild der strukturellen Werte der Großfamilie. Durch eine gemauerte Ziegelfassade von der Straße mit ihrem Verkehr - dem andersartigen Draußen -

abgeschirmt, öffnete es sich nach innen hin auf einen lichtdurchfluteten, von schattenspendenden Säulengängen umschlossenen Innenhof. Dieses Haus war voller Leben, erfüllt von Gelächter und dem hellen Plätschern rieselnder Brunnen. Der Innenhof diente als Wohnzimmer. Dort kam man zusammen, um sich über die Geschehnisse des Tages auszutauschen und gemeinsam das Brot zu brechen. Wenn es abends kühl wurde, wärmte man sich die Hände an der knisternden Feuerschale in der Mitte und erzählte einander Geschichten, und wenn die Sterne aufmunternd vom Himmel hinunterzwinkerten, las eine mit dem zweiten Gesicht gesegnete Verwandte im schwarzen Kaffeesatz die Zukunft. Ein Leben wie den *Märchen aus Tausendundeiner Nacht* entsprungen, fremdartig, romantisch, altertümlich. Zumindest kam es mir so vor, die ich in London aufwuchs, in Zeit und Raum weit entfernt von der Kindheit meiner Mutter und bereits korrumpiert – so zumindest muss sie es empfunden haben – von der Geißel der westlichen Individualität. Natürlich hatte sie damit in gewisser Weise recht, denn mir war damals überhaupt nicht bewusst, dass das »Wir« meiner Mutter nicht als ein Privilegien einfordernder *Pluralis Majestatis* gemeint war, sondern als kollektives »Wir«, das für »uns« stand und das »Uns« zum »Kollektiv« machte.

Fotos aus jenen Tagen zeigen meine Mutter, schmal und zierlich wie ein Vogel, immer als Teil einer Gruppe: gemeinsam mit ihrer Kernfamilie, ihren Klassenkameradinnen, ihrer Großfamilie. Schüchtern lächelnd und scheu, steht sie meistens halb hinter einem älteren Familienmitglied oder einer Lehrerin versteckt. Sieht man jedoch genauer hin, erkennt man in ihren Augen ihre sprühende Lebendigkeit. Funkelnd, wach und intelligent, verraten die dunklen Augen meiner Mutter ihre quicklebendige Innenwelt. In einem anderen Leben – einem mit anderen Möglichkeiten – hätte sie mehr aus sich gemacht, eine berufliche Laufbahn eingeschlagen, wäre Gelehrte geworden oder Anwältin, hätte der Gemeinschaft gedient; hätte ihren hellwachen Verstand befriedigt. So aber hat ihr Wesen seinen Ausdruck in einer Mischung aus Familienstolz und einem Hauch Trotz gefunden.

Meine Mutter hat den größten Teil ihres Erwachsenenlebens in London verbracht, doch ihre Kindheit im Schoß der Großfamilie ist bis heute ihr Leitstern geblieben, ihr Kompass, das Eine, auf das sie jetzt, wo ihr Leben kurz vor der Vollendung des Kreises steht, immer wieder zurückkommt. Inzwischen ist sie selbst Großmutter und damit leidenschaftlich in die Aufgabe involviert, ihren drei Enkelkindern das urbane Überleben zu sichern. Jetzt sind die Ohren dieser Enkelkinder die Hörrohre, in die sie ihre Erzählungen aus dem alten Bagdad raunt. Ich sehe dabei zu, beobachte meine Tochter, wie sie sich von den Märchenfäden ihrer Großmutter einspinnen lässt, genieße ihr ungläubiges Staunen und erinnere mich plötzlich wieder daran, wie belastend diese Erzählungen auf mich wirkten, als ich so alt war wie sie: Ich wollte auf keinen Fall Teil dieser Sippschaft sein. Ich wollte ein Teil von England sein. Ich frage mich, ob es mir zu verdanken ist, dass meine Mutter sich bei ihren Neuerzählungen inzwischen um eine gewisse Zuspitzung bemüht, wenn sie der strengen Aufsicht meiner Großmutter bei den unerträglichen Handarbeitsstunden im Schein der Lampen ungute Vorahnungen beimischt und sich besonders viel Zeit nimmt, um die Streiche ihrer Schwester zu schildern, deren innere Glut die heißen Wüstenwinde zu kanalisieren schien. Auch wenn der Tonfall meiner Mutter nach Rüge klingt, lässt sich unschwer heraushören, dass sie wünschte, sie wäre damals auch so frech gewesen wie ihre Schwester.

Im Kulturraum des Mittleren Ostens werden den Frauen jene strikten, tradierten Rollen zugewiesen, an denen wir westliche Frauen verzweifeln. Sie werden zu pflichtbewussten Töchtern und folgsamen Ehefrauen erzogen, während alle Wünsche, die ihnen selbst gelten könnten, Karriere, Unabhängigkeit, Bildung, Reisen, an zweiter oder gar dritter Stelle kommen – oder auch gar nicht. Selbst jene aufsässige Schwester, meine verstorbene Tante, ging unter dem gesellschaftlichen Konformitätszwang schließlich in die Knie, und ihre Windturbine kam in der Flaute zum Erliegen. Erst wenn sie Witwen sind oder die Wechseljahre hinter sich haben, wird den Frauen in solchen Gesellschaften gestattet, sie selbst zu sein, und auch wenn diese Freiheit pervertiert ist, weil Witwen, alte Jungfern und Mütter jenseits der Wechseljahre im Grunde unsichtbar sind, handelt es sich dennoch um Freiheit.

*

Meine Mutter hat nie mit mir über die Menopause gesprochen. Aber ich kann mich noch an die von Ersatzhormonen befeuerte, sprudelnde Energie erinnern, mit der sie von morgens bis abends durch die Gegend sauste. Sie reihte Aufgabe an Aufgabe an Aufgabe und hakte schwungvoll eine nach der anderen ab. Meine Mutter verkörperte den Archetyp von Margaret Meads[37] »elanvoller« postklimakterischer Frau, die durch ihre Tage marschierte, sich selbst zu ihren großartigen Leistungen gratulierte und angesichts der eigenen Versäumnisse missbilligend den Kopf schüttelte. Und meine Mutter leistete tatsächlich Großartiges. Sie war in unserem Haushalt die Einzige mit Führerschein und kochte für alle. Das Hausmädchen und der Gärtner unterstanden ihrem Kommando. Sie bezahlte die Rechnungen und regelte die Finanzen, während mein Vater in seinen eigenen Sphären schwebte und »kreativ« war. Nicht auszudenken, wo wir gelandet wären, hätte sie nicht dafür gesorgt, dass seine Geschäfte nie aus dem Lot gerieten. Mir ist noch nie ein Mensch begegnet, der sich weniger für seine persönliche Entwicklung interessiert hätte als meine Mutter, wahrscheinlich, weil persönliche Entwicklung (genau wie Individualismus) Selbstreflektion notwendig macht und meine Mutter der festen Überzeugung ist, dass die Wurzel der Selbstreflektion die Zügellosigkeit ist – frivol wie ein Arrangement mit Wellness-Anwendungen. Stattdessen glaubt meine Mutter an Ziele. Die Realitäten meiner Mutter sind die Realitäten ihrer Umwelt: dieser Baum, dieses Auto, diese Einkaufsliste. Oder der Machtkampf, den es mit diesem Klempner, dieser Sachbearbeiterin, diesem Parkwächter auszufechten gilt. Begegnet man ihr im Anschluss an ein derartiges Hickhack, sprüht sie vor Befriedigung und strahlt, weil wichtige Dinge wieder einmal mit Gründlichkeit erledigt werden konnten. Inmitten von so viel Trubel innezuhalten, um über das Klimakterium zu reflektieren, wäre undenkbar gewesen.

»Ganz egal, was du tust, steck mich nicht ins Heim«, sagt sie, sobald wir auf das Thema Zukunft zu sprechen kommen. Dieses Wehklagen ist so beständig, dass es einem Gebot gleichkommt. Die Botschaft ist eindeutig. Gut möglich, dass die Individualisten der westlichen Welt sich selbst genug sind, mehr noch, in ihrer Unabhängigkeit schwelgen und keinen anderen Wunsch haben, als sich bis ans Ende ihrer Tage einzuigeln, abzukapseln und dabei möglichst wenige Spuren zu hinterlassen und vor allem nur ja keinem zur Last zu fallen, doch für meine Mutter gilt das definitiv nicht. Sich einfach von der Welt zu lösen und still und leise zu verschwinden – wer könnte das schon wollen? Nein, die am »Wir« orientierte Hoffnung meiner Mutter lautet, dass ich wenigstens dieses eine Gebot zu würdigen weiß: Dass sich die verehrten Ältesten nach lebenslangem Dienst an der Familie auf die Fürsorge ihrer Kinder verlassen können. Dies ist nicht weniger als der ihr rechtmäßig zustehende Lohn, die zu begleichende Schuld im Ausgleich für ihre Pflichterfüllung, uns großzuziehen. Es ist der letzte und ultimative offene Punkt auf der To-do-Liste ihrer späten Jahre, und hinter den will meine Mutter definitiv einen Haken gesetzt sehen.

Das Grauen der Vorstellung, zum alten Eisen abgeschoben zu werden, ist nachvollziehbar und vermischt sich in der Gedankenwelt meiner Mutter mit dem Vermächtnis der Großfamilie. Für sie war es beispielsweise immer unvorstellbar, wie eine g-e-s-c-h-i-e-d-e-n-e Frau je überleben konnte (ein so unsägliches Schicksal, dass es chiffriert werden musste). Wann immer diese Katastrophe – diese Exkommunikation – über die unglückseligen Eltern einer meiner Klassenkameradinnen hereinbrach, fehlten meiner Mutter nicht einfach nur die Worte, sondern das grundlegende Verständnis. Sie besaß keinerlei empathische Ansatzpunkte, um sich in die Zwangslage der Frau hineinzuversetzen; und eine Zwangslage war es immer, denn die Vorstellung, dass eine Frau eine derart gefährliche Trennung tatsächlich willkommen heißen oder eine Scheidung als erleichternd und befreiend erleben könnte, überstieg schlicht ihren Horizont. Was für die

Scheidung gilt, gilt auch für einen Lebensabend allein: Beides ist eine Form von Verlassensein.

Trotz meiner wiederholten Beteuerungen, dass sie niemals dort landen würde, lauert der symbolische Alteisenhaufen weiterhin bedrohlich vor dem inneren Auge meiner Mutter. Wie der Sensenmann oder Gevatter Tod kommt dieses Schreckgespenst schon beim leisesten Windhauch in ihren Gedankengängen aus seinem Versteck gesprungen. Ihre Ängste sind diffus, nicht wirklich zu greifen und darum schwer als substanzlos abzutun. Ich habe im Lauf der Zeit gelernt, dass ich in diesem im Halbdunkel stattfindenden Schattenspiel am besten verfahre, wenn ich jedes schwelende Bangen mit einem mit drohendem Zeigefinger geäußerten »Sonst stecke ich dich ins Heim« pariere. Dann gehen bei meiner Mutter sofort alle Flutscheinwerfer an. Das entbehrt nicht einer gewissen Komik.

Es gibt sicher viele Frauen, die, wie ich, ein gewisses Grundvertrauen in die Übertragungskette haben, entlang derer weibliches Wissen von einer Generation an die nächste weitergeben wird, wider die bessere Einsicht, dass die Dinge so eigentlich nur selten funktionieren, weil die Kette schlecht geölt ist oder einzelne Glieder zu reißen drohen. Als meine Mutter im Klimakterium war, wurde im Grunde nicht darüber gesprochen. Ich muss allerdings gestehen, dass ich ihr, selbst wenn sie es getan hätte, wahrscheinlich nicht zugehört hätte. Frisch von der Uni, ungebunden und befasst mit den Freuden der Jugend, war ich damals viel zu sehr mit mir selbst beschäftigt. Mein Desinteresse an den Erfahrungen meiner Mutter war deckungsgleich mit ihrem Unwillen, sie zu teilen.

Wenn meine Mutter jetzt, wo ich begierig auf ihre Einlassungen bin, auf die damalige Zeit zurückblickt, behauptet sie, von den tektonischen Verschiebungen unter der Oberfläche ihres Lebens kaum etwas mitbekommen zu haben. Die mit der Menopause in Verbindung stehenden kulturellen Normen – die des Westens inzwischen – stellte sie jedenfalls nicht infrage jene Normen, die Frauen von der Bühne schubsten, sobald sie die fünfzig überschritten hatten. Sie war völlig damit einverstanden, den Stab an die Folgegeneration weiterzureichen. Noch heute hegt sie ein tiefes Misstrauen gegen die von der Generation der Babyboomer angezettelte Revolution der Egozentrierung – jener Generation, die der ihren nachfolgte und die politische Landschaft neu gestaltete: der Generation, die mit der Unterstützung von Gail Sheehy und Germaine Greer die Menopause aus ihrer schamerfüllten Ecke zerrte und ihr zu Geltung verhalf.[38]

Weil ich wissen wollte, was meine Mutter von dem Trend hielt, Fünfzig zum neuen Vierzig umzufrisieren und Vierzig dafür zum neuen Dreißig, und all das mit dem Argument, dass man immer nur so alt sei, wie man sich fühle, fragte ich sie ganz direkt. Zur Antwort erhielt ich schallendes Gelächter. Sie ist dieses Jahr dreiundachtzig geworden, und ihr wollte angesichts der ständigen Kämpfe mit Mobilität, Gedächtnislücken, unberechenbaren Achterbahnfahrten ihres Blutdrucks und regelmäßig eintretenden Trauerfällen nicht in den Sinn, wie Achtzig sich im Gegenzug als das neue Siebzig qualifizieren sollte. Es war schön zu sehen, dass es ein Thema gab, bei dem wir einer Meinung waren. Und wir haben hinsichtlich ihres altersgemäßen Zustands definitiv immer wieder unsere Schrecksekunden. Das Telefon, das mich nach Mitternacht aus dem Schlaf reißt und mir die Angst in die Glieder jagt, woraufhin ich an ihre Seite rase, weil ihr Bett sich anfühlt wie eine Nussschale auf tobender See. Sie würgt, aber nichts kommt hoch. Ich hole Taschentücher und überrede sie, etwas zu trinken. Dann sitzen wir da und warten, einander die Hände haltend, schweigend auf der Bettkante im Mondlicht – eine Frau in mittleren Jahren und eine alte, spüren die Zerbrechlichkeit des Lebens und eine geradezu absurde Dankbarkeit dafür, dass wir uns noch haben.

*

Es ist ein weit verbreiteter Irrglaube, dass wir als Spezies immer älter werden.[39] Das ist schlicht nicht der Fall. In den meisten Ländern hält sich die Lebenserwartung beharrlich bei einer Marke irgendwo Mitte bis Ende siebzig (nicht weit vom alttestamentarischen »unser Leben währet siebzig Jahr und wenn es hoch kommt, so sind's achtzig« entfernt), und in den Entwicklungsländern liegt sie deutlich darunter. Und doch wird in der Populärliteratur über das Altern fast ausnahmslos behauptet, wir würden dank immer besserer Medizin und gesünderer Ernährung immer länger leben. Dazu zitiert man freimütig Volkszählungsergebnisse, und Prognosen über den baldigen Anstieg des Bevölkerungsanteils an Hochbetagten sind an jeder Ecke zu haben. Und überall kann man es zwischen den Statistiken erleichtert seufzen hören.

Bei oberflächlicher Betrachtung scheinen die Zensuszahlen die frohe Kunde tatsächlich zu bestätigen. Doch diese Ergebnisse sind grundlegend irreführend. So ergab die Volkszählung von 1871 (die erste ihrer Art in Großbritannien) beispielsweise für Männer eine Lebenserwartung von vierundvierzig Jahren. Das klingt in unseren Ohren erschreckend, brutal und widernatürlich, und da heutzutage praktisch niemand mehr mit vierundvierzig stirbt, wirkt die Schlussfolgerung einer höheren Lebenserwartung nur logisch. Ist es uns etwa nicht gelungen, viele einst tödliche Krankheiten in den Griff zu bekommen, unsere Lebensbedingungen zu verbessern und erfolgreich unseren Wohlstand zu mehren? Trotzdem zählen diese sozialen und kulturellen Errungenschaften erstaunlich wenig: Sobald man nämlich die Kindersterblichkeit aus der Zensusgleichung herausrechnet, schießt die männliche Lebenserwartung von 1871 sofort auf doch recht zeitgenössisch wirkende fünfundsiebzig nach oben.

In Wirklichkeit ist die Lebenserwartung Sache der Biologie. Die Lebensspanne einer Art ist genetisch vorgegeben.

Mit ihren dreiundachtzig Jahren ist meine Mutter sich bewusst, dass sie bereits in der Verlängerung spielt, genau wie jene statistischen Ausreißer, die älter werden als neunzig oder hundert und die öffentliche Wahrnehmung des ultimativen Zahlenspiels verzerren. Für diese demografische Gruppe ist jedes Jahr tatsächlich ein Geschenk – und zwar ein rechnerisches. Auch ich brauche mir keine Illusionen darüber zu machen, wo ich mit fünfzig stehe. Rein rechnerisch ist es so gut wie sicher, dass ich die Hälfte meines Lebens bereits hinter mir habe und mit größter Wahrscheinlichkeit auch den Jung'schen Kulminationspunkt. Von nun an geht es beim Älterwerden weniger um die Verbuchung der erreichten Jahreszahl als vielmehr um den Countdown der verbleibenden Jahre. Mit fünfzig bin ich endgültig über den Berg. Vor mir geht es, während ich gerade noch in der Lage bin, das Kommando über die Aussicht zu übernehmen, steil bergab. Der Weg wird kein gutes Ende nehmen – auch wenn ich zu schätzen weiß, dass ich den Modus dieser Reise (holprig oder glatt? Aussichtsreich oder dicht bewaldet?) zum großen Teil selbst in der Hand habe.

Rechenspielchen beiseite, die Medizin hat uns definitiv geholfen, länger gesund zu leben. Künstliche Hüftgelenke, künstliche Linsen, Herzschrittmacher, Gefäßprothesen, Blutdruckmedikamente, zunehmend kühnere Krebstherapien und allerlei andere Erweiterungen, Zusatzmodule, Implantate oder Therapien haben zur Folge, dass die meisten von uns durch die Sechziger und Siebziger eher segeln als humpeln. Das ist wunderbar. Es bedeutet Fortschritt.

Was künftig möglich sein wird, klingt noch verheißungsvoller. Der britische Entwicklungsbiologe Michael R. Rose gehört zu den Vorreitern der Erforschung von Alterungsprozessen und nutzt die jüngsten Forschungsergebnisse aus den Gebieten von Gentherapie und Enzymsystemen, um mit der Hinauszögerung der Zellalterung zu experimentieren. In seinem Buch *Methuselah Flies* (2004) berichtet Rose von unglaublichen Ergebnissen bei der verlängerten Lebensspanne von Fruchtfliegen, die er selektiv nach dem Kriterium der Langlebigkeit gezüchtet hatte. Damals glaubte er noch, seine Anti-Aging-Manipulationen von Nagern und Fruchtfliegen seien beliebig ausbaubar. Inzwischen hat Rose seine Meinung geändert. Im Laufe der letzten Jahre ist er zu dem Schluss gekommen, dass wir nicht mehr tun können, als den Alterungsprozess zu verlangsamen. Sein Appell, die Gentherapie sollte sich hinsichtlich der Lebensverbesserung eher auf die menschliche »Gesundheitsspanne« als auf die Lebensverlängerung an sich konzentrieren, gefällt mir.

In dem von Rose und seinen Kollegen an der University of Irvine gezeichneten Szenario bleiben wir die Siebziger hindurch und bis in die Achtziger hinein fit und vital, vielleicht sogar noch länger, um dann mit gnadenvoller Bereitwilligkeit abzubauen. Dieser Stufenprozess gibt Gestaltungsspielraum für eine neue Topografie der Lebensmitte, die sich vom Zahlenstrahl lösen darf und sich künftig daran orientiert, was Lebensqualität ausmacht, und zwar in positivem Sinne. Normalerweise beschreibt dieser Begriff in Bezug auf das Alter eigentlich nur die Abwesenheit von Leiden.

Wenn es der Molekulargenetik gelingt, dem Alterungsprozess eine Auszeit zu verschaffen und so dazu beizutragen, den unvermeidlichen Abstieg weniger steil zu gestalten, könnte das große Auswirkungen auf unsere seelische Auseinandersetzung mit der Lebensmitte haben: Würden wir die Lebensmitte als Plateau statt als Gipfel begreifen, könnten wir dort ungestraft verweilen, um die Aussicht zu genießen. Oder wir könnten, wo wir schon dabei sind, die Lebensmitte neu und ambivalenter denken, irgendwo zwischen der bedingungslosen (wenn nicht stoischen) Akzeptanz meiner Mutter und dem ebenso tapferen wie starrköpfigen Leugnen meiner eigenen Generation. Es muss möglich sein, eine innere Haltung zu finden, die sowohl größeren praktischen Nutzen als auch größere Hoffnung in sich trägt.

*

Während die Monate vor meinem Fünfzigsten zu Wochen zusammenschmelzen, mache ich mir zunehmend größere Sorgen über das Ausmaß, in dem die Biologie mein Schicksal bestimmt. Der Blick in den Spiegel macht mich fassungslos. Ich sehe abwechselnd meinen beiden Eltern immer ähnlicher. Mit längeren Haaren bin ich meinem

Vater wie aus dem Gesicht geschnitten, und zwar inklusive seiner Hängebacken, und sobald ich sie wieder kürzer trage, meiner Mutter; und ich spreche hier nicht von flüchtigen Ähnlichkeiten, so wie ich manchmal für einen Augenblick die Gesichter diverser Verwandter in dem meiner Tochter habe aufflackern sehen. Ich spreche von Inbesitznahme. Gesichtszüge, nach einer präzisen Vorlage ausgeschnitten und dann auf meinem Gesicht fixiert. Mienenspiele, die ich fest bei meiner Mutter oder meinem Vater verortet hatte und die sich offensichtlich von ihnen auf mich übertragen haben. Wann, frage ich mich, habe ich angefangen, nicht mehr wie ich selbst auszusehen?

Wie bei so vielen anderen Déjà-vus der Lebensmitte, lässt sich auch beim Altern das Gefühl nicht vermeiden, in ausgelatschte Schuhe zu steigen. Aber was ist mit den Wegen, die ich wähle? Sind auch die bereits vorbestimmt wie eine Art genetische Landkarte, die von Geburt an als Origami in meinem Gehirn lag und sich erst jetzt entfaltet?

Früher wäre ich angesichts derart beunruhigenden Argwohns zur Hochform aufgelaufen, hätte die Rollenmodelle meiner Eltern für die Lebensmitte schwungvoll beiseitegewischt, um mithilfe von Extrembeispielen zu beweisen, dass es auch anders geht. Ich hätte alle möglichen Studien aus den Bibliotheksregalen hervorgezerrt, um beispielsweise zu belegen, dass in indischen Kulturen die Menopause den Frauen eine gewisse Souveränität garantiert. So dürfen Hindu-Frauen Tempel betreten und an heiligen Ritualen teilnehmen, sobald sie nicht mehr fruchtbar sind. Ich hätte außerdem auf die vielen alleinstehenden Frauen hingewiesen, denen es gelungen war, sich ihre eigenen verschlungenen Pfade durch die Lebensmitte zu bahnen und sich immer wieder neu an ihre eigene, in die Zukunft weisende gesellschaftliche Agenda anzupassen.

Inzwischen, mit knapp fünfzig, bin ich mir der Beschränkungen kultureller Aneignung nur allzu bewusst. Ich weiß, dass leihen nicht dasselbe ist wie besitzen. Deshalb bin ich auch so skeptisch, was die Vorstellung betrifft, Buddhistin zu werden, um auf diese Weise dem US-amerikanischen Materialismus zu trotzen; oder sich einen Dschihadisten-Bart wachsen zu lassen, um damit kulturübergreifende Solidarität oder politische Unzufriedenheit zu demonstrieren. Außerdem interessiere ich mich nicht mehr so sehr für Alternativen von der Stange oder für vorgefertigte Konzepte zur Lebensgestaltung, die ich nur in meiner Größe anzuprobieren brauche, anstatt nach Wegen für mich zu suchen, die anders *und* authentisch sind. Was mich interessiert, ist die Erforschung von Möglichkeiten und deren Kontemplation, sind experimentelle Erkundungsflüge. Ich bin auf der Suche nach riskanten Hochseilakten, auch wenn sie keinen Erfolg garantieren.

Ich weiß inzwischen, dass nur eine Suche mit offenem Ende dazu führen kann, etwas zu finden, und nur diese Sorte Fund zu wahrem Besitz.

ZÄHNE

Am Frühstückstisch setzt mein Mann mich unter Druck: Runde Geburtstage müssen begangen werden, sagt er.

Noch im Halbschlaf grummle ich widerwillig so etwas wie Zustimmung. Ich halte mich an meiner Kaffeetasse fest und frage mich, ob ich mich tatsächlich dazu zwingen lassen muss, diesem Tag in irgendeiner Form einen Stempel aufzudrücken.

»Beauftrage eine Cateringfirma«, sagt er, »du musst nicht alles selbst machen.« Er will mir die Schufterei ersparen, will, dass ich mich an meinem Geburtstag verwöhnen lasse. Doch gleichzeitig ist das eine Provokation. Mein Mann weiß, dass ich überaus allergisch bin, wenn es darum geht, irgendwas, das mit dem Haushalt zu tun hat, nach außen zu delegieren, und dass bestimmte Formen der Schufterei, zum Beispiel für andere zu kochen, mir beinahe sakrale Befriedigung verschaffen. Er bedrängt mich, etwas Neues auszuprobieren, will mich dazu verleiten, mit der Routine zu brechen. Ich sage ihm, dass ich darüber nachdenken werde, und wir lassen das Thema fallen.

Insgeheim registriere ich natürlich genau, was die Menschen um mich herum an ihrem Fünfzigsten veranstalten. Ich denke über ihre Strategien nach und lote sie im Geiste für mich aus. Bewundernd registriere ich den Plan jenes Freundes, der sich selbst mit drei Wochen Urlaub beschenken wird, um die Themse zu erwandern: von der Quelle in Gloucestershire in der Nähe seines Geburtsortes bis hin zur Mündung in Essex, wo er inzwischen mit Lebensgefährtin und Tochter lebt. Es könnte keine bessere topografische Metapher für Wachstum und Expansion geben als einen Fluss. Er nimmt ein Campingzelt mit auf Wanderschaft und hat vor, unterwegs Proben der örtlichen Biersorten zu sammeln. Ich bin mir sicher, dass diese Reise für ihn eine elementare Erfahrung wird.

Eine Freundin hat sich allein auf die Reise nach Santiago de Compostela gemacht, und zwar auf dem Jakobsweg, von Saint-Jean-Pied-de-Port im baskischen Südwesten Frankreichs westwärts quer durch Nordspanien. Auch sie war zu Fuß unterwegs und nahm sich mehr als zwei Monate Zeit für die gut achthundert Kilometer, um unterwegs mit Fremden ins Gespräch zu kommen und sich am Anblick mittelalterlicher Kirchen zu berauschen. In erster Linie ging es ihr dabei allerdings um die Auseinandersetzung mit sich selbst. Als sie Burgos erreichte, was etwa auf halbem Wege liegt, bekam sie die symbolträchtige Pilgerlektion gelehrt, dass man mit zu viel Ballast nicht vorwärtskommt. »Ab Burgos wurde alles anders, nachdem ich von dort die Hälfte meiner Ausrüstung nach Hause geschickt hatte«, schrieb sie mir später. Das geschwollene Knie, das ihr Fortkommen behinderte, ließ sich allerdings nicht so einfach beseitigen, und anstatt, wie geplant, an ihrem fünfzigsten Geburtstag in Santiago einzutreffen, durchwanderte sie an dem Tag eine nebelverhangene Bergregion, bis sie das Cruz de Ferro erreichte, jenes Eisenkreuz, das alle Pilger einlädt, etwas daran abzulegen. Für die mittelalterlichen Pilger markierte das Kreuz einen Grenzpunkt, jene Stelle, an der sie ihr altes Leben hinter sich ließen und in eine neue, spirituelle Welt eintraten. Dies, so wurde meiner Freundin klar, war ihr Geburtstaggeschenk des *Camino* - die Erkenntnis, dass sie fortan mit leichterem Gepäck reisen musste.

Eine Pilgerreise zum Fünfzigsten zog sich offensichtlich wie ein roter Faden durch meinen Bekanntenkreis, denn noch eine weitere Freundin begab sich auf große Fahrt, diesmal zurück zu ihren Wurzeln. Sie wagte sich bis nach Sambia, um dort zum ersten Mal die bescheidene Farm zu besuchen, auf der ihre verstorbene Mutter aufgewachsen war. Dies war ein weiterer Beweis dafür - falls es den überhaupt noch brauchte - dass viele von uns die erste Hälfte ihres Lebens damit verbringen, sich möglichst weit von ihrer Quelle zu entfernen, dabei oft mit großer Vehemenz (den Wassern der Themse gleich, die dem Meer entgegenströmen) sämtliche Verbindungen kappen, nur um sich, kaum haben sie die zweite Lebenshälfte erreicht, auf die mühsame Suche nach dem Rückweg zu machen, wobei sie nach verborgenen Zugängen zu Orten und Räumen Ausschau halten, vor denen die Veränderung ebenfalls nicht Halt gemacht hat.

Ich hatte meine Pilgerreise zurück zur Quelle bereits mit Anfang vierzig absolviert. Ich war in dem kurzen Fenster der Öffnung, das US-amerikanische und britische Bomben erzwungen hatten, zum ersten Mal im Leben nach Bagdad[40] gereist, damals, als auch der Kapitalismus sich kurzzeitig fröhlich ins Land ergoss, freiberufliche Söldner, Telekommunikationsingenieure, Baufirmen, Kredithaie und Containerladungen voller Autos osteuropäischer Fabrikate im Schlepptau. Für eine kurze Weile war Bagdad im draufgängerischen Jargon der damaligen Zeit »open for business«. Auch ich brachte Schmuggelware ins Land, in

Form vakuumierter Päckchen mit koscherem Fleisch. In die Futtertaschen meines Koffers gestopft, sollten sie mir den Zugang zu den letzten verbliebenen Juden im Irak erleichtern. Damals waren gerade noch zweiundzwanzig von ihnen übrig, traurige Vertreter einer abgelegenen, aber einst durchaus großen Gemeinschaft, von denen ich etwa die Hälfte persönlich traf (und zu denen, hätten die Ereignisse nur eine geringfügig andere Wendung genommen, auch ich mich vielleicht gezählt hätte). Heute gibt es niemanden mehr.

Ich hatte ausführlich über diese Reise geschrieben und meinen eigenen losen Faden dabei gründlich in den Teppich der Geschichte eingewebt. Ich war bereit, mich weiterzubewegen. Von meinem Fünfzigsten jedoch wünschte ich mir, mich dort, wo ich war, noch heimischer zu fühlen. In meiner Haut, meiner Ehe, meiner Stadt, in meinem Haus, meinem Leben. Ein großer Anspruch, wenn man bedenkt, dass in vielen Bereichen meiner Lebenswirklichkeit das überwältigende Gefühl von Brüchen und Auflösung vorherrschte. Wenn ich mir von der Fünfzig einen Weg erhoffte, mit mir selbst ins Reine zu kommen, dann nicht durch eine Pilgerreise. Ich brauchte kein Ziel und, ehrlich gesagt, auch kein Fest. Was ich suchte, war eine Neugeburt. Nicht im Sinne von Wiedergeburt, wie sie uns von Selbsthilfegurus verkauft wird, die von uns verlangen, Vögel mit prächtigem Gefieder zu visualisieren, die sich aus schwarzer Asche erheben, sondern etwas weniger prahlerisch Transformatives und dafür sehr Basales. Ein Zusammenfinden, oder, besser noch, eine Vereinigung sämtlicher ungleicher Anteile meines liminalen Selbst, die Neuordnung alter Elemente zu einer neuen Gesamtheit: im Grunde genommen nicht weniger als eine unsichtbare, innere Revolution.

*

Die französische Schriftstellerin Colette,[41] kraushaarig, katzenhaft und im Leben wie in ihrer Sprache gleichermaßen überbordend, liebte es, jede radikale neue Phase ihrer Existenz als Wiedergeburt oder *Renaissance* zu betrachten – so als wäre die Beendigung jedes einzelnen der Buchbände, die sie unermüdlich und in unmittelbarer Aufeinanderfolge schrieb, oder jede Ehe, die an ihr Ende gelangt war, ein kleiner Tod – als hätte sie sich in deren Vollendung bis ins Letzte verausgabt.

Mit Ausnahme einer einzigen Phase in ihren späten Fünfzigern, als sie sich selbst zum Projekt machte, indem sie bewusst ihre Ernährung und ihr Trinkverhalten zügelte, um Gewicht zu verlieren (Colette war, bis auf jenes kurze Intermezzo der Selbstkasteiung, als sie zu einem beinahe grazilen Wesen zusammenschrumpfte, immer mollig gewesen), und sich der hirnrissigen Verjüngungskur von Hélan Jaworski verschrieb – einem seinerzeit beliebten Quacksalber aus Polen, der Matronen in mittleren Jahren Transfusionen mit dem Blut attraktiver, junger Frauen verabreichte –, abgesehen von dieser Phase also, hatten Colettes Wiedergeburten grundlegend symbolischen Charakter. Während Jaworskis Maßnahmen, so behauptete sie zumindest, ihr Sehvermögen verbesserten und ihre Vitalität ankurbelten, berührten ihre symbolischen Wiedergeburten die Seele. Regeneriert zeigte sie der Welt ihr neues Gesicht, schloss aufs Neue Frieden mit der Vergangenheit (insbesondere mit ihrer Mutter), probierte neue Formen des Schreibens aus oder stürzte sich mit einem oder einer jungen Geliebten in ein neues Liebesabenteuer, je nachdem, welches Geschlecht gerade den größeren Reiz ausübte.

Colette führte selbst für eine so gewollt unkonventionelle Frau, wie sie es war, für den Beginn des 20. Jahrhunderts ein außergewöhnliches Leben. Sie hatte sich weit von ihren bürgerlichen, burgundischen Wurzeln entfernt, auch getrieben von dem Wunsch, von ihrer ehrgeizigen Mutter Sido fortzukommen und sie zugleich zu beeindrucken. Unter Anleitung ihres ersten Ehemanns, Henry Gauthier-Villars, einem anmaßenden und herrschsüchtigen Charakter, der sie mit seiner verwegenen Weltgewandtheit zu blenden vermochte, begann sie zu schreiben: Ihre unerhört beliebten und verbrämt obszönen *Claudine*-Romane wurden anfänglich unter seinem Namen veröffentlicht. Doch bald schon ließ die Schülerin den Meister hinter sich. 1906 verließ Colette »Willy« (so lautete Henrys Pseudonym), schloss sich der Pariser Bohème an, begann eine Laufbahn als Varietékünstlerin und probierte sich in lesbischen Beziehungen aus – eine Phase ihres Lebens, die sie in *La Vagabonde* (1910) verarbeitete. Aus jener Periode stammen übrigens auch meine Lieblingsfotos von ihr – kohlschwarz umrandete Augen, Schmollmund und gekleidet wie eine orientalische Konkubine. Sie belegen, wie glaubwürdig Colette in der Rolle als Varietékünstlerin war, auch wenn ihre Kritiker immer sagten, sie sei besser fürs Papier als für die Bühne geeignet. Colette war jedenfalls unempfindlich für die Schmähungen; dem Rampenlicht hoffnungslos verfallen fuhr sie fort, auf Tournee zu gehen und aufzutreten, wann immer sie frische Inspiration brauchte.

Mit der Veröffentlichung ihrer beiden *Chéri*-Romane 1920 und 1926 wurde Colette endgültig zum Begriff. Ihr Ruhm war phänomenal, sowohl in Frankreich wie auch international. Doch sie fühlte sich mit dem Etikett als

»Frankreichs größte Schriftstellerin« nie wirklich wohl. Gleichzeitig schmeichelte der Spitzname ihr und stachelte sie zu unverschämtem und dreistem Verhalten an, vor allem vor Publikum. Trotzdem fiel es ihr, die sich schon so oft neu erfunden hatte, schließlich leicht, den schweren Mantel wieder abzulegen. Sie versteckte sich wie schon so oft hinter einer Fassade, die ebenso unecht war, nämlich jener der klugen Hausfrau aus dem Burgund: liebenswürdig, provinziell und immer mit praktischen Rezepten für Möbelpolitur, Orangenwein, Quittengelee oder Ratschlägen zur Aufbewahrung von Tischwäsche bei der Hand.

1927, im Alter von vierundfünfzig Jahren, kanalisierte Colette ihre ungebrochene Hingabe zur Neuerfindung in einen asketisch schmalen und gleichzeitig wollüstigen Roman mit dem Titel *Die Freuden des Lebens*[42], in dem sie die Abenteuer einer höchst zufriedenen Frau in der Lebensmitte beschreibt, die ebenfalls Colette heißt. Diese halbbiografische Colette hat sich in einem kleinen Häuschen an der Côte d'Azur niedergelassen, wo sie gedenkt, sich ihren Haustieren und der Gartenarbeit zu widmen. Außerdem hat sie beschlossen, der Liebe ein für alle Mal zu entsagen, »daß zwischen dem Manne und mir eine lange Frist der Erholung beginnt«, sagt sie. Und weiter: »Ich habe den nötigen Bodensatz gebildet und meine letzte äußere Kraft eingesetzt. (...) Ich falte ein großes, schlaff gewordenes Herz zusammen (...). Wie gut hat es geschlagen und gekämpft.« Diese Selbsterkenntnis geschieht aus freien Stücken, ist ihre eigene, positive Entscheidung: Auch wenn man ihr das, es handelt sich schließlich um Colette, nicht ganz abnimmt.

Meine Bewunderung für Colette ist im Laufe der Jahre gewachsen. Als Studentin empfand ich ihre barocke Sprache unmöglich, altmodisch und verstaubt, obwohl mir ihre finanziell unabhängigen weiblichen Figuren, Schauspielerinnen, Genießerinnen, Witwen, Schönheiten (viele davon Frauen in einem gewissem Alter) innovativ erschienen, obwohl sie oft dem Untergang geweiht waren. Wenn ich Colettes Romane heute wieder lese, wird mir klar, wie sehr ich mich damals getäuscht habe. Colettes Sprache ist opulent, nuanciert und sehr oft ironisch. Ihre Einsicht in die menschliche Natur speist sich aus feinsten Antennen, und ihre Modernität ist außergewöhnlich und überraschend.

Die Freuden des Lebens ist ein Jubelstück, ein fröhliches Loblied auf das einfache Leben und die Freuden der Abgeschiedenheit. Zu Beginn steht das Staunen der Erzählerin angesichts des heiteren Gleichmuts, den sie in ihrem kleinen Landhaus und dem Gemüsegarten gefunden hat, in der Gesellschaft von Katzen und Hund und in Vorfreude auf den »barmherzigen Tau«, den der aufziehende Regen zu bringen verspricht – der »erquickende Regen« –, der andauernd in der Luft hängt. Eine herzerwärmende Vision des Geistes ihrer Mutter im altmodischen Kattunkleid, die am Brunnenrand die Gießkannen füllt, rundet den Zauber ab. Colette schwärmt von dieser »süßen Lockung, [den] Geist der Ländlichkeit (...), die ganze holde Unschuld« und fragt: »Ist nicht all dies (...) der bezaubernde Ruf des abklingenden Lebens?«

Trotzdem merkt man recht schnell, dass man es hier keineswegs mit einer Frau zu tun hat, deren Leben auch nur entfernt am »Abklingen« wäre. Die fiktionale Colette ist sich selbst genug. Sie schwimmt im Meer, lässt sich in der Sonne trocknen und erfreut sich am Salz auf ihrer Haut; sie kümmert sich um ihre Mandarinenbäume, düngt sie mit saftigem Seetang; schreibt wilde Ergüsse auf Papier,

»dessen Phosphorschein auf dem dunklen Tisch (...) ihre Hand leitet«; und sie ruht, schleppt die Matratze auf die Terrasse, um sich den Elementen auszuliefern. Am Ende eines jeden Tages deckt sie für sich allein den Tisch unter der schattigen Glyzinie und erfreut sich an einer klirrenden Flasche Wein, aus dem Brunnen heraufgeholt, in dem sie in der feuchten Dunkelheit zum Kühlen lag.

Dass sie sich in ihrer einsamen Routine »einfach allein, nicht verlassen« fühlt, können ihre Pariser Freunde kaum begreifen. »Ach, welch ein Paradies!«, rufen sie bei ihren Besuchen aus, nur um bei der Rückkehr in die Stadt »insgeheim aufzuzählen, was alles darin fehlt«. Sie haben nichts verstanden von den »spät erkannten Gütern«, die sie an diesem sonnendurchtränkten Ort für sich entdeckt hat – geschweige denn von ihrem Einverständnis mit der Natur um sie herum, die auf praktisch jeder einzelnen Seite des Romans zu üppigem Leben erwacht, flatternd, kriechend, schleichend, krabbelnd, rasselnd, sägend und quäkend, als hätte Colette sich nicht an die Côte d'Azur, sondern in den Dschungel zurückgezogen. Colette hat sich immer stark zu einer tief sitzenden, rohen, animalischen Lebenskraft hingezogen gefühlt, sowohl in ihrer Prosa wie auch im Leben, was so weit ging, dass ihr zweiter Mann, wenn er sie mit einem gefiederten oder pelzbesetzten Freund antraf, einem klauen- oder reißzahnbewehrten Gefährten, zu sagen pflegte, er hätte das Gefühl, indiskret zu sein.

Doch Colettes Sinnlichkeit beschränkt sich keineswegs auf ihre Beziehung zu Tieren. Unter der gleißenden südfranzösischen Sonne entspinnt sich ein Dreiecksverhältnis, in welchem sich die jungfräuliche Héléne Clément, »strohblond«, aber ein Trampeltier und noch dazu eine schreckliche Malerin (eine mit zu vielen Ambitionen), in Valère Vial verguckt, einen stolzen und zurückhaltenden Mann, der von Beruf Polsterer ist, aber eine Künstlerseele in sich trägt und zufällig ebenfalls über den Sommer ein kleines Häuschen gemietet hat, in nicht allzu ferner Nachbarschaft von Colette. Colette ist bestrebt, die beiden jungen Liebenden zu verkuppeln, aber nicht, wie sich herausstellt, Hélène zuliebe, sondern um ihrer selbst willen, weil sie, indem sie Vial Hélène aufdrängt, versucht, die unverwüstliche Anhänglichkeit des leidenschaftlichen Polsterers von sich selbst wegzulenken.

Der Versuch ist halbherzig. Colette flirtet ungehemmt mit Vial, bewundert seinen »nackten Oberkörper, dessen Haut von Sonne und Salz so glänzend geworden ist«, seinen »bronzefarbenen Arm«, seine »ägyptischen Schultern«. Sie beäugen einander wachsam, in Gesellschaft und allein, und Colette scheut nicht davor zurück, ihm »anerkennend« die Hand auf die nackte Brust zu legen, entweder um sein Verlangen zu beruhigen oder um es anzustacheln. All das geschieht bewusst. Ihre Hand, sagt sie, »verrät mein Alter«; sie ist »gebräunt, die Haut um die Fingerknöchel und über dem Handrücken bereits recht weit«. Trotzdem ist diese Hand noch immer bestens geeignet, Unheil zu stiften.

Das erste Mal, als Colette Vial auf so intime Weise berührt, sind sie gemeinsam in ihrem Garten und grillen Hühner. Kokett wie immer, bittet Colette Vial, ihr die Schürze zu binden. Und verkündet dann, über das rauchende Fleisch gebeugt, bald Vegetarierin zu werden: »Wenn ein Kannibalismus abstirbt, dann verlassen uns auch alle anderen von selbst.« Dieses Jahr jedoch, sagt sie recht eindeutig, habe sie noch zu sehr Hunger. Man ahnt, dass Vial hier ein Ausweg geboten wird. Er kann Colette jetzt verlassen, sich die Wunden lecken und sich der schmachtenden Hélène zuwenden oder bleiben und damit riskieren, dass Colette ihn mit Haut und Haaren verschlingt. Armer Vial. Es ist sein Schicksal, verzehrt und vernichtet zu werden oder abserviert.

Wie sich erweist, ist Letzteres der Fall, geschildert in einer Schlüsselszene, die sich über eine ganze, schlaflose Nacht erstreckt und in deren Verlauf der in Colettes Haus herumlungernde, gekränkte Vial ihr seine totgeborene Hoffnung gesteht. Colette verhält sich kokett wie immer, doch schließlich, als der Tag anbricht, als das zaghafte erste Licht ihr endlich die ersehnte Einsicht beschert, weist sie ihn unmissverständlich zurück. Sie sagt zu ihm: »Ich habe dir gesagt, daß ich hier eine sehr schöne Zeit des Jahres verbringe und auch eine sehr schöne Zeit meines Lebens.« Dies sei »ein neuer Zustand«, gesteht sie ihm, einer, in dem sie weniger selbstsicher ist. So vermag sie beispielsweise nicht sicher zu sagen, ob die große Energie in ihr »neue Lebensfreude ist oder der Rest eines alten Fiebers«. Doch sie ist fest entschlossen, ein »Großreinemachen« durchzuführen, »ein neues Leben anzufangen«, »etwas anzufangen, was ich noch nie getan habe«, nämlich zu »leben – und sogar sterben – (...), ohne daß mein Leben oder mein Tod von einer Liebe abhängen«. Vial vermag nicht, sie zu verstehen. Passiv, blass, hohlwangig, vampirhaft, beklagt er den Verlust von Farbe, den Colette seinen Tagen zufügt, und hat Angst, dass er ohne sie zur Mittelmäßigkeit verdammt sein wird.

Am Ende dieser langen Nacht wird der erschöpfte Vidal trotz allem seiner Wege geschickt, während die ebenfalls völlig entkräftete Colette durch ihr materielles Verlangen wieder zu sich kommt: Der herbe Duft der Pfirsiche, die vergessen in einer Schüssel liegen, tut das Seine. »Als ich in einen hineinbiß, öffnete sich meinem Hunger und Durste die materielle Welt voll der köstlichen Gaben aufs Neue: in wenigen Minuten würden die siedende Milch, der schwarze Kaffee und die Butter als wunderbare Allheilmittel vor mir stehen ...«

Fast sieht man das Blut in ihre Wangen zurückkehren, herbeigerufen durch den Zustrom an Nahrung für Leib und Seele. Später dann fällt endlich der heilende Regen, nach dem die Erzählerin sich zu Beginn des Romans so sehr sehnte, um das Werk von Reinigung und Neugeburt zu vollenden.

Diese gewaltige Szene beschreibt im Detail das Ende einer Beziehung, wie wir es wohl alle schon erlebt haben: langwierig und überaus schmerzhaft. Es erstreckt sich über viele Seiten, und man ist sich nie sicher, in welche Richtung es weitergeht. Sämtliche Höllenqualen, die damit einhergehen, etwas – ein inneres Wissen, eine Verpflichtung – in die Welt zu bringen, sind vorhanden: der, wenn man so will, Geburtsschmerz. Doch darüber hinaus hat die Szene auch philosophische Bedeutung. Denn indem Colette der von Vial verkörperten Versuchung widersteht, lernt sie, dass sie selbst mehr als genug ist und auch, dass sie mehr als genug *hat.* Es handelt sich hier um eine Form von Reichtum, die uns allen in der Lebensmitte offensteht, wenn wir nur klug genug sind, dieses Erbe zu erkennen. Und es ist ein Reichtum, den wir durch so schlichte Dinge wie gekochte Milch und Butter erlangen können.

In einem beeindruckenden Absatz, der als Manifest für den ganzen Roman stehen könnte und im Grunde direkt an den Leser gerichtet ist, heißt es:

»Es hat nicht allzu lange gedauert, bis ich begriff, daß ein Alter kommt, da eine Frau nicht mehr schmachtend, in bitteren Tränen und unter heißen Seufzern der schönen Füße gedenkt, die sie küßte, der ungeduldigen Füße, die eilends in die weite Welt laufen wollen – daß ein Alter kommt, da eine Frau nichts andres mehr kann als (eigene) Reichtümer sammeln.

Sie sammelt, sie scharrt zusammen, sie zählt alles, sogar die Schläge, sogar die Narben – eine Narbe ist eine Errungenschaft, sie hatte sie nicht, als sie geboren wurde. Wenn sie seufzt: ›Ach! Welche Schmerzen hat er mir bereitet!‹, wägt sie wider Willen den Wert des Wortes ab, den Wert der Gaben. Sie ordnet sie allmählich, bringt sie in eine harmonische Reihe. Die Zeit und die Zahl der Errungenschaften bewirken, daß sie, indem der Umfang des Schatzes wächst, gezwungen ist, zurückzutreten, wie ein Maler von seinem Werk. Sie tritt zurück, nähert sich, tritt wieder zurück, stellt irgendeine schmachvolle Einzelheit an den rechten Platz, rückt eine Erinnerung, die in Dunkel getaucht war, ins Licht. Sie wird – durch eine unverhoffte Kunst – gerecht ...«

»Ja«, möchte ich beim Lesen rufen, »ich weiß genau, was du meinst. Bravo!« Eine Frau in mittleren Jahren hat etwas von einem kampfversehrten Soldaten. Sie hat ihre Pflicht als Frau erfüllt und hat, wenn sie es gut gemacht hat, so manche Wunde davongetragen, weil das nun mal in der Natur des Frauseins liegt (auch wenn wir meistens keine Medaille dafür kriegen). Diese Wunden jedoch müssen geehrt werden, denn sie haben uns geprägt und stark gemacht. Wir müssen sie anerkennen und ehren und dann aufhören, noch weiter darüber zu lamentieren. Stattdessen sollten wir unser Leid als Rohstoff nutzen und daraus unser neues, erwachseneres und noch besser geformtes Selbst erschaffen. Genau das ist die Essenz der Wiedergeburt.

Ganz ähnlich äußert sich Simone de Beauvoir in ihrem Essay *Das Alter* von 1970, den sie im Alter von zweiundsechzig Jahren verfasste, wenn sie sagt, das Leben sei »ein labiles System, bei dem das Gleichgewicht in jedem Augenblick verloren geht und wieder gefunden wird«.[43] Man bewegt sich in unterschiedliche Richtungen, strebt nach Gleichgewicht, stößt dabei permanent auf Gegengewicht und mogelt sich immer weiter durch, bis man sich endlich in Balance befindet. »Das Gesetz des Lebens ist Veränderung«, schreibt de Beauvoir.

Natürlich war Colette das genaue Gegenteil von de Beauvoir, ausgelassen statt ernst, nicht festzulegen und intellektuelle Kapriolen schlagend statt geradlinig brillant. Die beiden Frauen begegneten sich einmal in Paris auf einem Empfang, und de Beauvoir war sich hinterher sicher, dass Colette sie hasste. Wir wissen nicht, was Colette von de Beauvoir hielt, aber feststeht, dass sie immer am besten mit höflichen, jungen Frauen auskam, die sich von ihr bevormunden ließen, und die sie auf ihre burgundisch hausmütterliche Art umsorgen konnte. Colette liebte Metamorphosen (de Beauvoir mit Sicherheit nicht) und war den Kritikern, die vermuteten, dass sie in ihren autobiografischen Erzählungen über sich selbst schrieb, stets einen Schritt voraus. In *Die Freuden des Lebens* weist sie sie freundlich in die Schranken: »Ihr meint, ich zeichnete in diesem Buche mein Porträt? – Gemach! Es ist nur mein Vorbild.«

Jene, die Colette Betrug vorwerfen, bemängeln, dass sie, als sie *Die Freuden des Lebens* verfasste, keineswegs der Liebe den Rücken gekehrt hatte. Denn sie befand sich damals inmitten der turbulenten Werbungsphase mit jenem Mann, der später ihr dritter und letzter Ehemann werden sollte: Maurice Goudeket, ein jüdischer Perlenhändler niederländischer Abstammung, der fünfunddreißig Jahre alt war, als er anfing, der zweiundfünfzig Jahre alten Colette den Hof zu machen. Sie hatten 1925 gemeinsam La Treille Muscate erworben (jenes Landhaus, das in *Die Freuden des Lebens* als Kulisse diente), und auch wenn Goudeket sich immer vehement dagegen wehrte, hatte er höchstwahrscheinlich als Vorbild für Vial gedient. Der Roman beinhaltet noch weitere Irreführungen: Colettes Mutter Sido wird als Quell provenzalischer Weisheit dargestellt, als fürsorgliche Übermutter, obwohl Colette in Wirklichkeit permanent mit ihrer Mutter im Streit lag und sich regelmäßig bei Freunden darüber beklagte, dass Sido unerträglich sei. In *Die Freuden des Lebens* ist Colette von Kindern entzückt. Im wahren Leben wollte sie möglichst wenig mit ihnen zu tun haben und verbannte selbst ihre eigene Tochter praktisch aus ihrem Leben.

Doch dieser Streit um Tatsachen kommt mir wie eine willkommene Ablenkung vor. Denn ist ein Vorbild nicht immer jene angestrebte Form, die unserer Vorstellung vom Ideal ihre Gestalt gibt? Falls das so ist, setzt Colette ihren Lesern, indem sie in *Die Freuden des Lebens* ihr Vorbild modelliert, vielleicht eine Art Avatar vor – ein idealisiertes Selbst, das all jene Wesenszüge und Neigungen in sich vereint, die zu erreichen wir unserem besten Selbst zutrauen würden. Von dieser Warte aus betrachtet spielt es eigentlich keine Rolle, ob ihr Fantasie-Selbst zu ihrer Person im

Widerspruch steht. Was Colette sich ersehnt, was sie in ihrer Lebensmitte anstrebt, ist, sich aus ihrer Vergangenheit herauszuschälen wie aus einem wirren Haufen weiblicher Hüllen und dem Alter zu entfliehen, in dem sie vor allem über ihre Weiblichkeit definiert wurde. Für Colette geht es in der Lebensmitte darum, Ballast abzuwerfen. Und deshalb thematisiert sie die extreme Schwierigkeit, sich von allem loszusagen, was man liebt – Männer, Fleisch, lästige Tränen und glühende Seufzer. Colette scheint uns nahezulegen, dass Lossagung nichts mit Selbstverleugnung zu tun hat, sondern mit Entlastung oder Befreiung, die es Geist und Seele gestattet, hoch emporzusteigen.

Man könnte es als mönchisches Wissen bezeichnen, offenbarend, erhebend, aber auch kontrafaktisch – und damit kehren wir zurück zur Lektion des Pilgerns. Dabei fällt mir Thomas Mertons Gedicht »A Practical Program for Monks«[44] ein, in dem er das Leben in Askese besingt. Das Gedicht ist als Auflistung strenger Regeln konzipiert, in deren Mittelpunkt das gemeinsame Mahl an einer klösterlichen Tafel steht – ein Augenblick der Zusammenkunft, in dem die Mönche ein schlichtes Mahl teilen, eine Kartoffel oder eine Zitrone, zumindest in Mertons Darstellung. Jeder Mönch nimmt zur gleichen Zeit das Gleiche zu sich, so wie die rituellen Speisen zu Pessach. Wie Opferspeisen. So karg diese Mahlzeiten auch sind, Merton besteht darauf, dass sie genügen:

Brot zur Genüge für alle zwischen Gebet und Psalter:
Rezitiert ihr noch eines?
Merci, und Miserere
Habt stets Uhr und Abt im Blick, bis in alle Ewigkeit.
Miserere.

Beten und Essen, sagt Merton. Beten und danken. Beten und um Gnade bitten. Unentwegt, unter dem wachsamen Auge des Abtes, der offensichtlich für die kollektive Entschlossenheit des Ordens steht. Merton interessiert mich intellektuell: Als Zisterzienser-Mönch und katholischer Mystiker mit tiefgründigem Interesse am Buddhismus ist sein Glaube praktisch und metaphysisch zugleich. Mir gefällt das philosophische Gemisch, der Ansatz, außergewöhnliche Wege zu finden, um scheinbare Gegensätze zu vereinen.

Auf der emotionalen Ebene geht meine Auseinandersetzung mit der Frage, wie bereichernd Genügsamkeit sein kann, noch tiefer. Sie behandelt die ästhetische Freude daran, genug zu haben und nicht mehr als genug, und den Kitzel, den es mit sich bringen kann, überflüssigen Ballast abzuwerfen – wobei nicht der überflüssige Krempel gemeint ist, von dem die Trennung leichtfällt, sondern die harten Brocken: Die Brocken, an die wir uns klammern, weil sie uns helfen, unser falsches Selbst aufrechtzuerhalten. Merton erzählt davon, wie prickelnd es ist, frei und ungehindert aus einem wirren Haufen abgelegter weiblicher Hüllen emporzusteigen.

Colette vermittelt uns, wie Verzicht dabei helfen könnte, transzendente Gefühle zu begreifen: Bei der Entsagung geht es nicht darum, sich eine Belohnung zu verdienen, sondern darum, zu begreifen und wertzuschätzen, dass alles, was das unmittelbar Notwendige übersteigt, besonders ist. Darum ihr überschwänglicher Lobpreis für die einfachsten Gaben, welche die Natur unter der provenzalischen Sonne für sie bereithält: »Die Morgenröte auf den Tamarinden«, »Das Klirren der Flaschen, die man zum Brunnen trägt«, ein üppiger Garten voll mit Gemüse und allerlei Getier. Es ist, als wären ihr die Augen geöffnet worden.

Im richtigen Leben war Colette berüchtigt für ihre Gier; dafür, dass sie sowohl Erfahrungen als auch Liebhaber jedweden Geschlechts verschlang; sie war berüchtigt für ihre überwältigende Energie; für ihre Sucht nach der Bühne und dem Rampenlicht; für ihren unersättlichen Appetit (einer ihrer Biografen schrieb, dass sie Eclairs nicht aß, sondern sie regelrecht »ausweidete«). Doch Maurice Goudeket besteht darauf, dass sie auch eine andere Seite hatte.[45]

An dem Abend, als sie einander im Haus gemeinsamer Freunde zum ersten Mal begegneten, beobachtete er, wie Colette sich einen Apfel aus dem Obstkorb nahm und herzhaft hineinbiss. Goudeket hielt dies für einen Bestandteil ihrer Inszenierung »auf ihren eigenen Typus«. Dabei hätte man sich keine symbolträchtigere Szene ausdenken können: Colette, die die sprichwörtliche verbotene Frucht versucht, die Analogie zum verbotenen jugendlichen Geliebten – wobei Goudeket keineswegs ihr erster war. (Colette hatte in ihren späten Vierzigern in einem Racheakt gegen ihren zweiten Ehemann, den treulosen Henry de Jouvenel, ihren minderjährigen Stiefsohn verführt.) Im hohen Alter dann gab sich Colette ihrem unersättlichen Appetit endgültig hin und wurde ungeheuer korpulent. Doch in seinen Memoiren berichtet Goudeket von ihrer insgeheimen Entsagung. Als Kreatur ihrer Leidenschaften bereitete es ihr, so schreibt er, das allergrößte Vergnügen, sich selbst das vorzuenthalten, wonach es sie am meisten gierte. Ihre größte Angst sei es gewesen, nicht dagegen anzukommen, irgendwann alles wegzugeben. »›Das Schwierige‹, sagte sie, ›ist nicht zu geben, sondern nicht alles hinzugeben.‹« Auch schreibt er: »Im Übrigen glaube ich nicht, dass es die

Lauen sind, die am leichtesten Verzicht leisten«, und fügt noch hinzu, dass sie diejenige war, die, ehe ihm das in den Sinn gekommen wäre, »die späte Stunde bestimmte, da unsere Liebe sich in Freundschaft wandeln sollte«.

Der französische Originaltitel von *Die Freuden des Lebens* lautet *La Naissance du Jour, Die Geburt des Tages.* Er setzt Colettes Wiedergeburt gleich mit dem Heraufziehen des Lichts, der Offenbarung und des Bewusstseins an sich. Doch werden, wie ihre Biografin Judith Thurman anmerkt, die Epiphanien jedes neuen Tages von der Finsternis der Nacht wieder verhüllt, während wir uns vorwärts und rückwärts und immer rundherum bewegen, hin und her schwanken zwischen Wachstum und Regression, zwischen Klarsicht und Blindheit, zwischen Ganzheit und Zersplitterung: Alles ist fortwährende Selbstregulierung, ein Leben lang. Dieses unausweichliche Schwanken, diese ständige Bewegung, dieser Welle-Teilchen-Dualismus ist der Grund dafür, dass sogar Colette ihrer Colette in *Die Freuden des Lebens* misstraut. Vielleicht ist sie deshalb mehr Malerin als Schriftstellerin, wenn es darum geht, ihr »Modell« zu erschaffen – sie tritt prüfend zurück, fügt hier und da ein klein wenig hinzu, tritt wieder zurück und überprüft aufs Neue. Vielleicht will Colette uns damit sagen, dass eine Frau, die sich im Prozess der Wiedergeburt befindet, dem Drang widersteht, sich festzulegen.

*

Ich stelle fest, dass mir mit zunehmendem Alter die Meinung anderer gleichgültiger wird. Und ich interessiere mich weniger für materielle Dinge – für Anschaffungen ganz im Allgemeinen. Ich habe weniger Appetit und bin zufriedener. Ich werfe allmählich Ballast ab und werde dafür mit neuem Auftrieb belohnt.

Ich weiß, wie es ist, an meinem Arbeitsplatz die Älteste zu sein, und habe von dieser Warte aus den erbarmungslosen Vorwärtsdrang meiner jüngeren Kolleginnen und Kollegen erlebt – so schnell und zackig und gleichzeitig manchmal so unglaublich festgelegt. Ich weiß, dass Untersuchungen von Gehirnen in der Lebensmitte immer wieder zeigen, dass, während jüngere Gehirne vor allem kognitiv sehr schnell sind, die älteren dafür wandelbarer sind, besser Verbindungen knüpfen und Brücken bauen können; ich weiß allerdings auch, wie selten diese Möglichkeit Anwendung findet. Und deshalb erweise ich dem intellektuellen Elan meiner jüngeren Kollegen Ehre, weil er mir eine gewisse Geschwindigkeit aufgezwungen hat, wenn es darum geht, mit schnelllebigen Entwicklungen auf dem Gebiet der Digitalisierung im Verlagswesen und beim Schreiben Schritt zu halten. Ich wünsche ihnen Glück und sage Lebewohl. Ich bin froh, dass ich die Unterschiede zwischen uns bemerke und mit ihnen einverstanden bin.

Neben den unersättlichen Ambitionen der Jugend habe ich mich von weiteren Dingen verabschiedet. Dem Streben nach äußerlichen Erfolgsbeweisen zum Beispiel, dem weiten Feld sexueller Eroberung, der Vorstellung, ich könnte je wieder auf den Gipfel meiner Fitness zurückkehren, dem Unmut, den ich immer gegen die unvermeidlichen Schwächen meiner Eltern verspürte, und von noch so einigem mehr. Ich fühle mich leichter. Und damit stärker geerdet. Mag sein, dass es zum leuchtenden Beispiel von Gelassenheit und Zufriedenheit noch nicht ganz reicht, zu dem es die Colette in *Die Freuden des Lebens* gebracht hat – jenem souveränen Ideal –, doch meine Bedürfnisse sind kleiner und meine Speicher dafür voller geworden. Ich besitze größeres Vertrauen in meine Erfahrung und Expertise und kenne meine Grenzen besser als früher.

Vieles davon ist das Ergebnis meiner persönlichen Trauerarbeit, der ernsthaften Auseinandersetzung mit meinen unzähligen Verlusten, durch die sich meine Identität gefestigt hatte. Und deshalb kann ich den Herabsetzungen des Alterns, die ich so bitterlich beklagt habe – dem Verlust von Schwung, Organen, Lust; dem Verlust meines Vaters; dem Verlust meines ungebrochenen Vertrauens in unbegrenzte Möglichkeiten; der Notwendigkeit, die früheren Versionen meiner selbst loszulassen, von denen ich manche sehr geliebt habe –, die Bereicherung entgegensetzen, die sich aus bewusstem Verzicht ergibt: jenen mönchischen Impuls, der es einem erlaubt, das Mehr im Weniger zu begreifen. Und nachdem ich inzwischen so viele (zwischenzeitlich als sinnlos erkannte) Befürchtungen abgestreift habe, wird mir klar, dass ich in der Lage bin, mich zunehmend mehr in generative Themen einzubringen: soziales Engagement in der Nachbarschaft und die Unterstützung meiner Mutter, das freiwillige Engagement an der Schule meiner Tochter und kommunale Belange in unserem Viertel. Seit ein paar Jahren veranstalten die Anwohner des Wilton Square ein Sommerfest mit allem, was dazugehört: Pizza, Kinderschminken und Livemusik, und ich stürze mich mit Freuden in die Organisation. Außerdem engagiere ich mich in Kampagnen: angefangen bei der Initiative für mehr Ampeln an gefährlichen Kreuzungen bis hin zu einer Petition für höhere Bildungsstandards. Seit das Schreiben in meinem Leben wieder einen zentralen Platz einnimmt, stelle ich fest, wie sehr mir meine Leser inzwischen am Herzen liegen: Können sie mir folgen? Interessiert sie, was ich schreibe? Falls nicht, habe ich sie im Stich gelassen.

Mein gar nicht so sehr viel jüngeres Ich hätte solche generativen Anliegen entschieden von sich gewiesen. Sie waren mir völlig fern. Als meine Tochter noch die Grundschule besuchte, wusste ich nie, worüber ich mich mit den Müttern am Schultor unterhalten sollte, darunter viele beruflich erfolgreiche Frauen, die ihre Arbeit an den Nagel gehängt hatten, um sich auf ihre Kinder zu konzentrieren. Mich irritierte immer, wie diese Frauen, gewissermaßen in direkter Transposition, ihre Vorstandsetagenenergie in die Organisation von Kuchenverkäufen und die Deko des alljährlichen Schulfests einbrachten. Lautstark, vehement (und ziemlich einschüchternd) diskutierten sie das Für und Wider von Gewinnmaximierung, Kosten-Nutzen-Analysen und Marketingstrategien. Und das, so dachte ich damals, von klugen Köpfen, die sich einst mit der Beratung von Politikerinnen und Politikern beschäftigt hatten, die Online-Modelabels betrieben und Architekturbüros geleitet hatten. Inzwischen beurteile ich diese Grundschulmütter nicht mehr so streng dafür, dass sie ihre Kraft in eine gute Sache investiert haben. Als unmittelbares Ergebnis dieser hochprofessionellen Wirtschaftsstandards generierte das jährliche Schulfest regelmäßig Gewinne in einer Größenordnung, um die es so mancher Kleinunternehmer beneiden würde.

Die Erkenntnis, dass ich umso mehr über mich selbst lernen kann, je weniger ich meine Energie im Außen verpuffen lasse, beschert mir ein tiefes Gefühl der Freude an meiner eigenen Kompetenz. Nach vielen Jahren des Schreibens, in denen ich mir schlimmstenfalls wie eine Hochstaplerin vorkam und im besten Fall, als würden meine Lehrjahre niemals enden und als wäre ich niemals fertig im Sinne von vollqualifiziert, tröste ich mich inzwischen damit, dass ich zumindest ein paar Aspekte meines Handwerks gemeistert habe. Ich habe mich einem Sammelsurium rivalisierender Verpflichtungen verschrieben, was bedeutet, dass ich an einem Tag einen Essay lektoriere, den ich für die Zeitschrift in Auftrag gegeben habe, bei der ich angestellt bin, um am nächsten Tag eine Gruppe angehender Autorinnen und Autoren, manche schon veröffentlicht und andere nicht, in biografischem Schreiben zu unterrichten, um wiederum einen Tag darauf alle externen Anfragen beiseitezulegen und an eigenen Projekten zu arbeiten. Mit anderen Worten, ich weiß inzwischen sehr genau, wie ich das, was ich gebe, und das, was ich bekommen will, im Gleichgewicht halten kann.

Trotz all meines neuen, generativen Engagements gibt es einen Teil von mir, der sich am liebsten selbst genug wäre, so wie die Altmeisterin aus dem *La Treille Muscate*. Ich träume davon, meine Zelte abzubrechen und mich an einen sonnengetränkten Ort zurückzuziehen, wo ich mich um meinen Garten kümmere, den Hund kraule, lese und schreibe, über Stock und Stein wandere, schwimme, mich der Aufgabe stelle, Spanisch oder Italienisch zu lernen, und ganze Tage am Stück einfach offline bin. Mein Mann wäre sofort dabei. Er hat das Leben in der grauen Stadt und die erbarmungslose Plackerei längst satt und liegt mir seit Ewigkeiten mit seinen Fluchtplänen in den Ohren. Doch dieser besondere Reichtum muss noch ein wenig warten (zumindest für mich: Mein Mann, knapp 53, sagt, er hat lange genug gewartet, was oft zu ziemlich schwierigen Verhandlungen führt). Aber mit einer schulpflichtigen Tochter, einer unterstützungsbedürftigen Mutter und einem Ich, das noch nicht alle Leinen gelöst hat und noch an konventionelle Arbeitsstrukturen gebunden ist – das noch dem »alten Fieber« unterworfen ist –, hänge ich fest zwischen Traum und Wirklichkeit. Trotzdem ist mir bewusst, wie mitreißend Veränderung sein kann. Ein einziger großer Schritt genügt, und schon wird eine ganze Lawine unerwarteter Erfahrungen losgetreten. Die meisten davon haben damit zu tun, dass das Abwerfen von Ballast einen präsenter werden lässt, lebendiger, was den gegenwärtigen Augenblick betrifft.

All das ist mir klar. Und hoffentlich liegt all das vor mir. Im Augenblick muss ich mich darum kümmern, fünfzig zu werden. Ich entscheide mich für den späten Nachmittag, um diese Herausforderung in Angriff zu nehmen, so wie Colette es vielleicht getan hätte. Wenn denn die Dämmerung meine Zeit sein soll, werde ich sie mit bunten Lichtern schmücken. Der Plan lautet wie folgt: Ich werde Familie, Freunde und Nachbarn zu einem Fest bei mir zu Hause einladen. Ich werde keinen Cateringservice beauftragen. Stattdessen werde ich selbst kochen und mir daraus einen Festtag machen. Ganz allein, das Radio voll aufgedreht, werde ich schälen und schnippeln und hacken und filetieren. Ich werde rühren und backen und marinieren und braten. Ich werde Möbel rücken und unseren kleinen, gepflasterten Garten fegen (es ist Klettenzeit, und sie bedecken den Garten wie ein Meer aus fremdartigen Stachelhülsen). Ich werde mir bei unseren Nachbarn Stühle und einen Tapeziertisch borgen, und in letzter Minute werde ich zum Japaner um die Ecke flitzen, um noch ein paar besondere Köstlichkeiten zu besorgen. Ich werde schuften, weil ich es will, und ich werde daraus ein Geschenk an alle machen, die ich um mich haben möchte.

*

Meine Tochter trägt ein blaues Spitzenkleid und silberne Ballerinas. Die Lichter sind gedämpft, und durch die offene Terrassentür kommt die Nacht herein. Der Hund frisst selig alles, was an Resten von den Tellern der Leute fällt, als wäre er gestorben und im Hundehimmel gelandet: fischige Leckerbissen, Brotkrumen, Salatblätter - heute ist sein Glückstag. Ich bin umgeben von vertrauten, lieben Gesichtern, und ich bin mir all jener sehr bewusst, die heute fehlen. Ich denke an sie und sende ihnen einen leisen Gruß. Meine Tochter in ihrem blauen Spitzenkleid hält eine Gitarre in Händen. Gleich wird sie für uns spielen und dazu singen. Sie hat sich »True Colors« von Cyndi Lauper ausgesucht - ein Song, dessen Text meine Tränendrüsen kitzelt. Als ihre honigsüße Stimme erklingt, wird es still im Raum, und mein sentimentales Herz platzt fast vor Stolz. Mit goldenen Blasen gefüllte Gläser klirren. Um mich herum herrscht Gelächter und Wärme und Fröhlichkeit, und ich bin zufriedener, als ich mir das je hätte träumen lassen.

Genau daran werde ich mich erinnern. Und zwar immer.

KOPF

Wir versammelten uns an einem lauen Sommerabend im Juli 2014. Als Treffpunkt hatten wir das Café hinter dem Rosengarten im Regent's Park auserkoren. Wir sicherten uns einen der Holztische im Freien, scharten uns besitzergreifend darum, zogen noch Stühle von Nachbarstischen heran, damit alle Platz fanden. Die Hektik war unbegründet. Es war sieben Uhr abends an einem Wochentag, und der Park begann sich zu leeren. Bunt gestreifte Liegestühle standen verwaist auf den Wiesen verstreut. Scharen tippender Teenager schlenderten gemächlich auf die Ausgänge zu, Hidschabs flatterten im Abendwind. Mütter machten sich mit eisverschmierten, übermüdeten Kleinkindern auf den Heimweg, begleitet von Geschrei und Tobsuchtsanfällen. Wir füllten frei gewordene Plätze. Auf wackeligen Klappstühlen balancierend, steckten wir verschwörerisch die Köpfe zusammen.

Wir waren zu sechst, alles Frauen irgendwo um die fünfzig, zusammengeführt von noch einer Frau, die nicht bei uns war. Eine von uns hatte Sekt mitgebracht, eine zweite eine gute Flasche Wein. Eine hatte Oliven dabei, eine andere ein Körbchen mit Erdbeeren und Kirschen und dazu bunte Macarons mit Fruchtgeschmack. Es sollte eine Art Feier werden, eine leicht aufgekratzte, betont fröhliche Gedenkfeier für unsere abwesende Freundin.

Der Korken knallte, und F. holte unter allgemeinem Gekicher aus einer Einkaufstüte ein halbes Dutzend Plastiksektgläser mit anschraubbaren Stielen hervor. Das Ganze entwickelte sich zu einer sehr spontanen Sause: ein Picknick im Restaurant.

»Es ist bestimmt verboten, seinen eigenen Alkohol mitzubringen«, sagte W.

»Kann schon sein«, antwortete ich. »Aber es ist wichtig.«

»Kirsty hätte bestimmt nicht gewollt, dass wir was Verbotenes tun, oder?«, sagte F., die sich vorsichtig an das Gefühl von Zuwiderhandlung herantastete. »Das hätte sie sicher gestresst.«

»Wir bestellen doch gleich was zu essen. Ich glaube nicht, dass das jemanden stört«, entgegnete T.

Also knallte der Korken, die Plastikgläser schepperten, und wir stießen auf unsere Freundin Kirsty an, die vor genau einem Jahr gestorben war.

Ich hatte von Kirsty geträumt. Träume, die sich unfassbar real anfühlten, in denen sie knapp unter meiner Schlafzimmerdecke schwebte, mit gekreuzten Beinen wie ein Yogi. Ich konnte durch sie hindurch die Stuckverzierung erkennen, aber das spielte offensichtlich keine Rolle. Ich spürte ein überwältigendes Gefühl von Präsenz, wie ein Konzentrat, das meinen Schlaf so vollständig durchdrang, dass ich mich nicht gewundert hätte, wenn die Wände beim Aufwachen mit Ektoplasma beschmiert gewesen wären wie in *Ghostbusters*.

Redselig und spontan sprudelte die durchscheinende Kirsty an meiner Zimmerdecke über vor Ideen, Ratschlägen und halbernstem Tadel. Sie redete wie ein Wasserfall und eröffnete mir eindringlich neue Perspektiven für meine Probleme, umkreiste sie tänzerisch mit schnellfeuerartigem, vollkommen unangestrengtem Singsang und holte schließlich zum vernichtenden Schlag aus. Normalerweise klang das ungefähr so: *Ich kapier' nicht, wieso du nicht einfach* ... oder *schon klar, dass er behauptet, aber* ... Untypisch für mich war ich in diesen Unterhaltungen die Stumme, ein leeres Gefäß, in das sich meine verstorbene Freundin verschwenderisch ergoss wie meine persönliche Jeannie.

Ich erzählte der Kavallerie, so hatte Kirsty unsere Gruppe getauft, von diesen Träumen, ihrer Dringlichkeit (und Häufigkeit!). Kirstys Siechtum und Tod hatten aus einer Ansammlung beiläufiger Bekannter in Kirstys Dunstkreis echte Freundinnen gemacht. Wir hatten uns angewöhnt, uns über sie auszutauschen, anfangs, weil es so schwer war, an Informationen heranzukommen, und später dann, um die Dinge für uns selbst ins rechte Licht zu rücken. Deshalb fiel es mir leicht, diesem Zirkel meine gespenstischen Heimsuchungen anzuvertrauen.

W. wollte wissen, ob die Träume mich beunruhigten. Taten sie nicht. Sie waren tröstlich, geradezu herzerfrischend. Die Kirsty Milne meiner Träume war schlagfertig, aufgeweckt, provokant und fühlte sich lebendiger an denn je. Sie war gewissermaßen Kirsty hoch zwei. Mehr Kirsty ging gar nicht. Sie nahm meine Probleme Stück für Stück auseinander und ließ sie in der Luft zerplatzen.

Sehr viel verstörender waren die administrativen Spukereien. Immer wieder landete in meinem Posteingang eine E-Mail von einer PR-Beraterin namens Kirsty Milner und bescherte mir jedes Mal aufs Neue eine Schrecksekunde. LinkedIn schickte mir ständig Aufforderungen, mich mit Kirsty Milne zu verbinden, woraufhin mich ein makabrer Impuls dazu verleitete, die Einladung zu öffnen, wo mir statt des erwarteten Profilbildes nur die ausgegraute Silhouette eines körperlosen Kopfs entgegenblickte.

F. erzählte, wie sie auf einer Feier vor ein paar Wochen versucht hatte, von einer Italienreise zu erzählen, die sie und Kirsty vor ein paar Jahren unternommen hatten, und dann völlig außer Fassung geraten war, als ihr klar wurde, dass sie sich bis auf grobe Umrisse an viele entscheidende Einzelheiten kaum erinnern konnte. Kirsty hätte es noch gewusst, sagte sie. Jetzt gab es keine Möglichkeit mehr, diese fehlenden Erinnerungen wieder zu bergen. F. war fortan die Hüterin einer halben Erinnerung, zur Hälfte zerstörter Bilder, die im Laufe der Zeit nur noch mehr verblassen würden. Diese Sorte Verlust kommt uns im Normalfall nicht in den Sinn: Wenn unsere Freunde sterben, nehmen sie, wie die Generation meiner Mutter nur allzu gut weiß, ihren Teil unserer Erinnerungen einfach mit.

Wir knabberten unsere grünen, fleischigen und wunderbar salzigen Oliven und waren uns einig, was für eine schöne Idee es war, sich hier zu treffen. Schließlich war es, kaum zu fassen, schon ein Jahr her: Weder war die Geschwindigkeit zu glauben, mit der dieses Jahr verflogen war, noch die verdrehte Natur des Anlasses für unser Treffen – ein trauriger Gedenktag mit großer Berechtigung, denn Kirsty hätte definitiv darauf bestanden, dass wir uns ihrer erinnerten.

Am Ende eines Abends voller Erinnerungen, voller Geschichten aus der Zeit vor Kirstys Krankheit und ergänzt (in dem Maße, wie wir in Sachen Wein für Nachschub sorgten) durch Geschichten aus den Krebsjahren, hatten wir fast das Gefühl, Kirsty wäre unter uns. Weil sie es aber nicht war und nie wieder sein konnte, beschlossen wir, uns auch in Zukunft jedes Jahr zu treffen, um an ihrem Todestag ein Vergissmeinnicht für Kirsty abzuhalten.

*

Das einzige Symptom war ein trockener, ziemlich nerviger Husten gewesen. Ein Husten, der nicht mehr vergehen wollte. Wahrscheinlich ein Virus, hatte sie gedacht. Vielleicht hatte sie sich bei ihrem Mann angesteckt, dachte sie, denn der war vor Kurzem beruflich in Marokko gewesen. Sie fühlte sich weder müde noch abgeschlagen und hatte auch keine Schmerzen. Sie schlief gut, und ihre Konzentrationsfähigkeit war einwandfrei. Kirsty hatte in ihren Vierzigern dem Journalismus den Rücken gekehrt, um eine akademische Laufbahn einzuschlagen, und sich die Erfahrung von Jahren unter dem Damoklesschwert drohender Deadlines zu Nutze gemacht, um schnell vorwärts zu kommen. Sie saß an ihrer Doktorarbeit.

Dann hatte sie plötzlich Blut gehustet. Eine Reihe eilig anberaumter Röntgenuntersuchungen und Bronchialbiopsien enthüllten die grausame Wahrheit: Kirsty hatte Lungenkrebs im vierten Stadium. Er hatte bereits gestreut und war nicht mehr einzudämmen. Niemand wollte eine Prognose wagen, und der Begriff »palliativ« war dem Begriff »Therapie« von Anfang an vorangestellt. Ich googelte mich stundenlang durchs Netz. Der Rest der künftigen Kavallerie tat dasselbe, und irgendwann warfen wir unsere Flickwerkrecherchen über Symptome, Behandlungsmöglichkeiten, Nebenwirkungen, experimentelle Medikamente, Arzneimittelkombinationen, alternative Therapien und die abwegigsten Ernährungsvorschläge in einen Topf. Wie sich herausstellte, betrug die Lebenserwartung für jemanden in Kirstys Situation, wenn es schlecht lief, gerade mal acht Monate.

Doch Kirsty blieb entschieden länger am Leben, vom Zeitpunkt der Diagnose etwas mehr als drei Jahre, mit allen Höhen und Tiefen. Es waren Jahre einer radikal neuen Art, wie ich sie selbst hoffentlich niemals erleben werde: geliehene Zeit. Zeit, die ihr eigentlich nicht gehörte. Zeit, die einer Zukunft abgerungen war, die solche Leihgaben von Haus aus verweigert. Zeit, die ihr jeden Moment abrupt unter den Füßen hätte weggerissen werden können. Es war eine zornige, kompromisslose und sehr oft elende Zeit.

Während der ganzen Krankheitsphase arbeitete Kirsty wie besessen an ihrer Doktorarbeit. Die Arbeit an der Dissertation schärfte ihren Fokus und half ihr dabei, ihre Welt, deren Radius plötzlich so unerträglich geschrumpft war, wieder ein Stück größer zu machen. Es wäre verlockend, die Quelle dieser Anstrengungen in Kirstys unerschütterlicher Zielstrebigkeit zu suchen, doch ich bin mir nicht sicher, dass der Ursprung tatsächlich dort lag. Ich glaube, ihre Triebfeder war die Liebe. Kirsty hatte keine Kinder. Stattdessen kümmerte sie sich um ihre Doktorarbeit, und sie war bereit, der Herausforderung, sie fertigzustellen, alles zu opfern, auch wenn das hieß, krasse und schwierige Entscheidungen hinsichtlich all dessen zu treffen, was sie dafür aus ihrem Leben verbannen musste.

Als Autorin hege ich dafür eine gewisse Sympathie. Ein Buch zu schreiben, verlangt jedem Autor ein Höchstmaß an Hingabe ab. Hat man den Ruf erst vernommen, geht man völlig in dem Projekt auf, bis sich irgendwann alle, die einem nahestehen, fragen, wohin man verschwunden ist. Man ist anwesend und abwesend zugleich. Einem gesunden Menschen mag der Spagat zwischen diesen beiden Seinszuständen gelingen, für jemanden mit einer todbringenden Krankheit ist das zu viel verlangt. Was mir damals nicht bewusst war, war die Tatsache, dass Kirsty außerdem in eine virtuelle Parallelwelt abgetaucht war, um dort die Zugehörigkeit und Kameradschaft zu finden, die ihre Freundinnen ihr nicht länger geben konnten.

Es war offensichtlich, dass Kirstys Dissertation ihr quasi übermenschliche Kräfte abverlangte. Man konnte ihr den beinahe körperlichen Kampf ansehen, den sie ausfechten musste, während sie versuchte, ihre Energie zu hamstern und zu bewahren, um noch einmal zu ganz neuen Ufern aufzubrechen. Sie schritt dabei mit fast beängstigender Geschwindigkeit aus (Kopf hoch, weiter atmen!), während im Hintergrund der Krebs wütete und seinen Tribut forderte und sie ständig wieder zu sich in die angst- und schmerzerfüllte Tiefe hinunterzerrte. Das Elend, mit dem Kirsty tagtäglich zu kämpfen hatte, spottet jeder Beschreibung.

Doch Kirsty schrieb ihre Doktorarbeit tatsächlich zu Ende, und sie erschien posthum als Buch; mit einem Klick im Internet bestellbar.[46]

Just diese Woche, da ich an diesem Kapitel sitze, ist Kirstys Dissertation *At Vanity Fair* bei Cambridge University Press erschienen. Darin ist Kirsty den Verwandlungen auf der Spur, durch welche John Bunyans gewaltige Allegorie des »Jahrmarkts der Eitelkeit« im Laufe von drei Jahrhunderten vom Sinnbild für Sünde und Verfolgung zur Metapher für Zurschaustellung von Ruhm, Reichtum und Macht bei William Thackeray werden konnte. Ich rufe den Titel auf, klicke auf »Blick ins Buch« und fange an zu lesen. Es wirft mich fast um, so mir nichts dir nichts Zugang zu zahllosen von meiner verstorbenen Freundin verfassten Wörtern zu bekommen. Ich mache mich zwischen den Zeilen auf die Suche nach ihr, aber mir wird schnell klar, dass ich dazu eine andere Lesart benötige. Ich muss den Text als verschlüsselte Botschaft begreifen. Anfänglich irritiert mich die Tatsache, dass ich Kirstys Stimme kaum wiedererkenne. Sie klingt durch die ungewohnte Förmlichkeit der akademischen Sprache verzerrt und versteckt sich hinter Phrasen. Trotzdem kann ich sie spüren. Es wirkt auf mich, als würde Kirsty kichernd kreuz und quer durch die Absätze und Seiten flitzen, frei und unbeschwert wie das kleine Mädchen mit Bobfrisur und kurzem Mäntelchen, das ich von den Kinderfotos aus den Sechzigern kenne, auf denen Kirsty mit ihren Brüdern in den Wäldern rund um Glasgow Verstecken spielt. Sie taucht kurz auf und ist sofort wieder weg. Sobald ich denke, ich hätte sie endlich entdeckt, ist sie auch schon wieder verschwunden.

Ich lese angestrengt weiter, bemühe mich, in der Camouflage aus Wortsträngen die Frau zu finden, die ich kannte. Aber weil die Geschichte selbst kunstvoll ist, zieht sie mich immer mehr in ihren Bann. Ich verliere mich in Kirstys flüssigem Erzählstil, beginne sogar, mich für Bunyans schwerfällige Allegorie zu erwärmen, die sich unter dem fachkundigen Blick meiner Freundin in ein Stück Literatur verwandelt, das ich unbedingt noch einmal lesen möchte, und zwar sofort. Ich erkenne in Bunyan plötzlich einen literarischen Sophisten, der sich nicht nur auf existente Traditionen religiöser Literatur beruft, sondern diese untergräbt – er verkündet verschlüsselte Botschaften und führt seine engstirnigen Widersacher damit an der Nase herum. Dann, plötzlich und unvermutet, stolpere ich über etwas, das ganz und gar nach meiner Freundin

Kirsty klingt: »Die verschiedenen Ausgaben des Buches führen einen jedoch nur bedingt weiter«; »wie ein nichtkonformer Schnipsel Literatur des 17. Jahrhunderts«; »eine schwätzerische Mentalität, die Aufzählungen über Erläuterungen stellt«. So verrückt es klingen mag, fast kommt es mir so vor, als würde Kirsty mich rufen.

Ich spitze die Ohren und fange an zu lauschen. Es dauert nicht lange, und schon kann ich in praktisch jeder Zeile ihre Stimme hören: Eine gespensterhafte Präsenz, die mit Bestimmtheit das Ouijabrett dirigiert, die Diskussion erst in die eine und dann in die andere Richtung lenkt und die Ideen mit einer Geschicklichkeit anordnet, die einst in einem ebenso scharfen wie differenzierten Verstand zu Hause war.

Ich spüre ihren Humor, ihre Warmherzigkeit und die gelegentliche Ungeduld - vor allem mit dem bedauernswerten Bunyan und seinem Mangel an sprachlicher Raffinesse. Ich kann ihre Entschlusskraft, ihre Leidenschaft und ihre kompromisslose Herangehensweise heraushören, wenn es um intellektuelle Reinheit geht - und vermisse sie plötzlich sehr schmerzlich. Einen Klick später habe ich das Buch wieder verlassen.

*

Anfangs waren wir Freundinnen für Kirsty ein Puffer, den sie dringend brauchte. Bei uns konnte sie auf ihr unglaubliches Pech schimpfen (sie war ihr Leben lang Nichtraucherin gewesen), auf ihre miesen Gene und das grausame Schicksal. Sie durfte darauf vertrauen, dass wir bei ihr blieben und sie vor der plötzlich so gefährlich gewordenen Außenwelt abschirmten.

Sie lebte damals in Oxford. H., ihr Ehemann, arbeitete in London und pendelte. Wann immer er nicht in Oxford sein konnte, wurde eine von uns sechsen dazu abkommandiert, ihr Gesellschaft zu leisten. Das Thema Krebs durfte nicht von selbst angesprochen werden, wir mussten uns auf Zehenspitzen darum herumbewegen und die Gesprächsführung ihr überlassen. Doch Kirsty wollte über nichts anderes sprechen. Sie wollte die Krankheit verzweifelt in den Griff bekommen, wie es nur durch Reden möglich ist (die Medizin war an dieser Hürde längst gescheitert). Gleichzeitig war sie sich der Macht des Gesprächs bewusst und hatte ständig Angst, von allzu frei fließenden Unterhaltungen in Bereiche geführt zu werden, denen sie sich noch nicht stellen konnte. Sobald das Unvermeidliche geschah, sobald unser Geplänkel außer Kontrolle geriet und wir an die unsichtbare Mauer stießen, machte sie entweder dicht oder verließ den Raum – und gestand sich und uns mit ihrem beredten Schweigen schmerzhaft ein, dass es mit Worten nicht zu bewältigen war, es, dieses »Ding«, dieser entartete Zellklumpen, der ihre wieselflinke Zunge ständig wieder überlistete.

Sobald ich mich wieder einmal allein fand, weil Kirsty fluchtartig das Zimmer verlassen hatte, setzten die Schuldgefühle ein. Was hatte ich Falsches gesagt? Womit hatte ich sie aus dem Konzept gebracht? Welches Wort war es gewesen, oder welche Kombination von Worten? Oder war es mein Tonfall gewesen? Die Selbstregulierung, die notwendig war, um die Unterhaltung auf dem richtigen Level zu halten, erforderte ein Höchstmaß an Konzentration – auch wenn ich die Tabuthemen inzwischen nur allzu gut kannte: unser beider Alter, unser beider Lebensphase und unsere (nicht mehr beider) Lebenssituationen.

Einmal fuhr ich mit dem Zug nach Oxford, um bei Kirsty zu übernachten, nachdem sie mit einer Runde Strahlentherapie begonnen hatte. Die Nebenwirkungen waren unmittelbar sichtbar. Kirstys feines Haar, einst ein glänzender Helm im Stil von Louise Brooks, fiel büschelweise aus. Und obwohl sie das natürlich wusste, brachte sie es fertig, es nicht zu bemerken. Ich hatte keine Ahnung, wie ich damit umgehen sollte. Die ausgefallen Haare wurden geflissentlich ignoriert. Eben weil ich sofort mitbekam, dass das Thema tabu war, fixierte ich mich völlig darauf. Sobald Kirsty den Raum verließ – egal, in welchem wir uns gerade aufhielten –, griff ich panisch zum Besen und fegte, während mir das Blut in den Ohren pochte, hektisch die Beweise für das, was nicht eingestanden werden durfte, zusammen und beförderte sie in den Müll.

Eine Erinnerung. Kirsty zog nach London zurück, um H. die weiten Wege zu ersparen und näher an ihren Onkologen zu sein. Ein paar Monate lang fuhr ich einmal wöchentlich mit der Tube nach West London, um ihr Abendessen zu machen. Ihre Wünsche waren höchst eigenwillig und absolut stimmungsabhängig: Blumenkohl, Äpfel, Käse, Cadbury-Schokolade (hochpreisige Schokolade dagegen erfuhr höchste Geringschätzung), und ganz bestimmte Salate von Marks & Spencer. Ich bekam lange, diktatorische E-Mails mit Listen, was keinesfalls gekauft werden durfte. Ich mochte die Schrulligkeit dieser Befehle, in meinen Augen standen sie für Fantasie und Appetit und für ein Interesse an den Details des Lebens – alles Dinge, die man mit Gesundheit assoziiert. Freudig, weil ich eine Mission hatte, sprang ich in den nächsten Supermarkt und kaufte eine ganze Auswahl der georderten Dinge, um Kirsty wiederum das schöne Gefühl zu geben, dass sie eine

Wahl hatte, wie klein auch immer sie war. Doch sobald es an die Umsetzung ging, verband Kirsty Nahrungsmittel nur in der Theorie mit Ernährung (oder Freude oder Geselligkeit). Die Herausforderung, das Bestellte tatsächlich essen zu müssen, verursachte heftige Wellen der Übelkeit und endete oft damit, dass ich meine Gaben im Maul eines riesigen Kühlschranks verstaute, der so vollgestopft war mit liebevoll ausgeführten Erledigungen, dass er praktisch nicht mehr kühlte.

Noch eine Erinnerung. In den ersten Weihnachtsferien nach der Diagnose lud Kirsty uns ein, gemeinsam mit ihr und H. in einem gemieteten Cottage in Sussex den Jahreswechsel zu verbringen. Sie hatte im Monat zuvor mit einer heftigen Lungenentzündung zu kämpfen gehabt, war seitdem auf ein Inhalationsgerät angewiesen und hatte, noch schlimmer, zum ersten Mal das Gefühl, dem Tod von der Schippe gesprungen zu sein – der Krankenhausaufenthalt als makabre Generalprobe. Überzeugt, dass ihr die Zeit davonlief, wollte sie unbedingt den Gottesdienst der örtlichen Pfarrkirche besuchen. Sie stapfte davon, allein, weil sie es so wollte, eine kleine, gekrümmte Gestalt, die sich auf der schlammigen Landstraße entfernte, während wir anderen, die wir den unerwartet sonnigen Vormittag damit verbrachten, über die Hügel zu spazieren, inbrünstig darum beteten, dass sie fand, wonach sie suchte: Trost in den kirchlichen Ritualen, wenn nicht gar im Glauben selbst. Wenigstens dachten wir, es wäre das, wonach sie suchte.

Später bat sie mich darum, den Kontakt zu einer Freundin von mir herzustellen, einer klugen Geistlichen, die etwa in unserem Alter war. »Wie verabschiedet man sich von Menschen, die man liebt, wenn man nicht glaubt, dass man irgendwohin geht?«, lautete die Frage.

Kurz darauf trat Kirsty in eine neue und sehr instabile Lebensphase ein. Sie begann, mit ihrem Krebs zu leben, anstatt daran zu sterben. Der Perspektivwechsel war quasi die Gratisdreingabe zu einem lebensverlängernden Medikament, mit dessen Einnahme sie in jenem Winter begonnen hatte, ein bis heute kontrovers diskutierter Enzymhemmer, der Signale blockiert, welche die Herstellung bestimmter Proteine initiieren, die wiederum die Krebszellen zum Wachstum anregen. Die neue Therapie - barmherzig, hoffnungsspendend - fiel mit Kirstys Rückzug von der Welt zusammen. Sie machte auf dem Absatz kehrt und wandte allen und allem den Rücken zu. Ihren Freundeskreis eingeschlossen. Die Kavallerie - ihr und inzwischen auch einander so nah - wurde quasi am Pass abgeschnitten. Besser gesagt, wir mussten plötzlich feststellen, dass der Pass mit riesigem Bollwerk verbarrikadiert war, gegen das all unsere Liebe und all unsere Bemühungen nicht ankommen konnten.

*

Ich fand mich zurückgewiesen im kalten Regen wieder und hatte viel Zeit, um nachzudenken. Wie würde ich mit einem solchen Todesurteil umgehen? Diese Frage stellte ich mir immer wieder. Kirsty war sechsundvierzig, als sie die Diagnose erhielt, und siebenundvierzig, als sie sich von der Welt abschottete wie in ihrer eigenen SciFi-Raumkapsel. Würden ich oder mein Mann, würde W. oder F. oder R. sich auch so einigeln? Würden wir nicht vielmehr unsere Liebsten um uns scharen wollen? Würden wir uns nicht nach Trost sehnen? Dann teilte mein Mann eine hilfreiche Einsicht mit mir. Er meinte, Menschen, die sterben, werden nicht weniger, sondern im Gegenteil mehr sie selbst. Sämtliche Wesenszüge werden verstärkt. Seine Erklärung traf ins Schwarze, denn ich wusste, dass Kirsty schon immer Schutz in der Stille gesucht hatte. Also ließ ich sie in Ruhe. Im Grunde hatte ich sowieso keine andere Wahl.

Ab und zu erreichte mich aus heiterem Himmel ein Anruf und warf mich kurzfristig aus der Bahn. Dann saß ich beklommen mit dem Telefon auf den Stufen, und wir unterhielten uns, als wäre nie was gewesen. Weil ich inzwischen aus Schaden klug geworden war, überließ ich Kirsty die Navigation durch vermintes Gelände. Ich wollte auf keinen Fall wieder ins Fettnäpfchen treten. Sie erzählte, sie würde inzwischen ein paarmal pro Woche zum Schwimmen gehen und es, abgesehen von der Kurzatmigkeit, genießen, im Wasser zu sein; dass sie und H. Zeit im Haus von H.s Onkel in der Nähe von Arisaig in den Western Highlands verbracht hätten, mit Blick aufs Meer - ein Ort von unglaublicher Schönheit und Ruhe, an dem ihr das Herz aufgegangen wäre ... Wieder das Wasser. Außerdem erzählte sie mir, sie würde darüber nachdenken, nach Schottland zurückzukehren, wenn es auf das Ende zuginge, und dass dies eine beruhigende Vorstellung sei.

Mir ist inzwischen klar, dass diese Anrufe Bestandteil ihrer Überlebensstrategie waren. Sie sah ihrem Tod mit unglaublichem Mut, aber auch mit unvorstellbarer Angst entgegen und suchte tapfer nach Möglichkeiten, von einem Tag zum anderen zu leben und diesen Widerspruch irgendwie auszuhalten. Was ihr oftmals misslang. Dann machte sie sich entsetzliche Selbstvorwürfe, obwohl die gegen sie selbst gerichtete Wut eigentlich dem Schicksal hätte gelten müssen. An anderen Tagen wieder schaffte sie es, ausgerechnet mit etwas so Banalem wie einem Telefonanruf, diese unvereinbaren Ebenen zu vereinen. Einen Moment, einen Wimpernschlag, einen Atemzug lang durfte sie sich in diesen Gesprächen mit einem Selbst identifizieren, das in der Lage war, Geschichten zu erzählen und Pläne zu schmieden. Und manchmal war ein solcher Moment, zu seinem vollständigen Potenzial entfaltet – vor dem Abgrund gerettet! –, genug.

Ohne eine Zukunft, auf die sie sich ausrichten konnte, fühlte Kirsty sich verpflichtet, das, was wir unter Kontinuität verstehen, neu zu erfinden. Im Grunde ist das eine Spielart dessen, was uns allen in der Lebensmitte blüht, nur in zugespitzter Form. So hörte sie zum Beispiel damit auf, zu lesen oder sich Spielfilme anzusehen, weil sie, wie sie mir einmal erklärte, nicht mehr gewillt war, sich auf Dauerhaftes einzulassen. Als ich die Kavallerie nach Kirstys Tod an ihre Allergie gegen Bücher und Filme erinnerte, schrieb T. mir in einer E-Mail, sie hätte Kirstys plötzliche Abneigung immer als den Wunsch interpretiert, allem aus dem Weg zu gehen, was ein vorgezeichnetes Ende hatte. Das brachte mich zu der Frage, was auf Kirsty denn nun diese traumatisierende Wirkung ausgeübt hatte. Fortbestand oder Ende? Oder lag es in ihrem Fall daran, dass das Ende alles andere vergiftet hatte?

In jenen ausgedehnten Phasen, in denen sie den Anblick ihrer engsten Freunde nicht ertragen konnte, war wohl der Fortbestand das Problem: Die Tatsache, dass wir alle eine Zukunft hatten. Auch wenn Kirsty immer viel zu feinfühlig gewesen war, um es laut auszusprechen: Ich bin mir sicher, dass sie uns von sich abschnitt, weil wir uns, so sehr wir uns auch bemühten, ganz in ihrer Gegenwart – in ihrem künstlich in die Länge gezogenen Jetzt – zu verweilen, irgendwann unweigerlich verplappert und irgendeine Bemerkung bezüglich eines in der Zukunft liegenden Plans gemacht und uns damit als Wesen verraten hätten, die, im Gegensatz zu ihr, noch immer innerhalb der Zeit lebten.

Ich kann mich gut daran erinnern, wie sehr sich in den lebendigen Augenblicken, die ich mit Kirsty verbrachte – sie bekochte, mit ihr über Politik diskutierte oder ihr Hände oder Füße massierte –, meine ungeschminkte Dankbarkeit, am Leben zu sein, in den Vordergrund meines bewussten Denkens drängte – über viele andere, im Widerstreit liegende Gefühle hinweg. Ich hechelte vor Dankbarkeit für meine Gesundheit. Ich war beschämend dankbar. Jedes Mal, wenn ich Kirsty verließ, war ich fest entschlossen, fortan auf Belanglosigkeiten zu verzichten, ab sofort nie wieder unachtsam zu handeln und mein Leben und die kostbare Zeit ganz bewusst ausschließlich mit Dingen von Bedeutung zu verbringen. Ich gelobte, mit größerer Aufmerksamkeit zu lesen, weil das Leben viel zu kurz war, um nicht jedes einzelne Wort zu genießen. Ich wollte achtsam, mit Geduld und Freude essen. Ich wollte die Welt, die mich umgab, genießen, und zwar immer: die Qualität, Farbe, Form, den Klang von raschelndem Laub; das Gewicht, den Ton, das Gefühl und die Bedeutung von allem, was meine Tochter mir anvertraute.

Die Sehnsucht, das Leben als Fülle zu begreifen, als etwas fast hyperreal Erfahrbares, ist auch aufs Älterwerden anwendbar. Sie ist eine Spielart der Idee, dass man mit zunehmendem Alter immer weniger Dinge als selbstverständlich betrachtet. Die einfachsten Freuden werden riesengroß und in ihrem vollen Potenzial erlebt. Allerdings tritt diese Sehnsucht in der Lebensmitte üblicherweise als Korrektiv für den Verdruss in Erscheinung – diese hinterlistige Malaise, die jene von uns befällt, die das Glück haben, Kontinuität als selbstverständlich hinzunehmen.

Von allen unangenehmen Überraschungen, die die Lebensmitte mir bis jetzt beschert hat, hatte ich mit Verdruss am wenigsten gerechnet. Verdruss, befeuert von dem überwältigenden und bedrückenden Gefühl, es sei alles sowieso schon mal da gewesen, angefangen bei den Verwüstungen von Krieg, Naturkatastrophen und Wetterextremen über leere politische Versprechungen bis hin zu Liebeskummer, Trauer, Freude und Angst. Dieses Gefühl von Verdruss ist manchmal so stark, dass das echte Leben dagegen oberflächlich wie eine Theateraufführung wirkt und man sich (zumindest geht es mir so) vorkommt wie die beiden Miesepeter aus der *Muppet Show*, die von ihren luftigen Logenplätzen missbilligend über die unglückseligen Schauspieler auf der Bühne des Lebens herziehen.

Und auch innerhalb der Kreise ziehen sich weitere Kreise, wenn man auch jenseits von geschichtlichen Ereignissen und dem Weltgeschehen endlose Runden von Neuauflagen durchleiden muss, wieder und wieder – bei Musik, Kunst, Mode und Kultur. Je älter man wird, desto häufiger hat man den Eindruck, es sei alles schon mal dagewesen: »Warum sehen wir uns das an?«, um noch mal mit Waldorf und Statler zu sprechen. Natürlich birgt es einen gewissen Reiz, auf den Retro-Zug aufzuspringen und sich zu kleiden wie die eigene Großmutter, dem Outfit aber natürlich einen zeitgemäßen Dreh zu verleihen. Auch, sagen wir, musikalisches Recycling oder die Versuche, Songs schneller zu erkennen, als ein Smartphone es kann, haben ihren nostalgischen Charme, ganz abgesehen von dem wunderbaren Gefühl falscher Gelehrtheit, wenn man mit einem Zitat aufwarten kann. Doch hat man das alles oft genug erlebt, wirkt auch der Flirt mit Altbekanntem öde. Früher dachte ich, die Literatur böte größeren Spielraum für Neues, aber ich habe inzwischen schon zu oft zum neusten Titel gegriffen, nur um feststellen zu müssen, dass ich die Geschichte schon gelesen habe – und häufig mehr als einmal.

Das Problem mit diesem sich ständig wiederholenden kulturellen Kreislauf ist die Illusion, die Zeit würde sich beschleunigen. Man erkennt die bereits vertrauten Wegmarken, hakt sie kurzentschlossen ab und bewegt sich weiter. Auf diese Weise scheinen einem Wochen, Monate und Jahre einfach durch die Finger zu gleiten, während sich der unermessliche Reichtum des Lebens zusehends mehr nach Déjà-vu anfühlt. Wie beschreibt es die berühmte Klage im Buch Kohelet so treffend? »Alle Dinge sind rastlos tätig (...) / Was geschehen ist, wird wieder geschehen, / was getan wurde, wird man wieder tun: / Es gibt nichts Neues unter der Sonne.«

Kirsty konnte sich den Luxus von Langeweile und Verdruss nicht leisten.

Wenn überhaupt, genoss sie die Freuden ritueller Wiederholung, der Bekräftigung, von allem, was ihr wichtig war. In seltenen Momenten, wenn sie in der Lage war, ihre Angst beiseitezuschieben, schaffte sie es, tatsächlich im gegenwärtigen Augenblick zu leben und die einfachsten (und wundersamsten) Erfahrungen des Lebens zu genießen: den Geschmack billiger Schokolade, die Freuden der Arbeit, das Gefühl von Wasser auf der Haut, die Liebe eines vertrauten Menschen. Dann gelang es ihr, diese Augenblicke mit geradezu transzendenter Bedeutung zu durchtränken.

Rituale sind eine gute Sache.[47] Als ständig wiederholte Bräuche beschwören sie ein ewiges Zeitgefühl, Handlungen, die wir jetzt, hier und heute zelebrieren, werden faktisch zu symbolischen Wiederholungen unvergänglicher, einer höheren Seinsebene zugehöriger Wahrheiten. Der Unbarmherzigkeit des linearen Zeitempfindens, vor allem angesichts des bevorstehenden Endes, kann man kaum besser entfliehen als durch die Zuflucht unter den schützenden Umhang des Rituals.

Wenn ich heute zurückblicke – mit Kirstys Buch als beredtem Zeugnis ihrer Lebensleistung vor mir – versuche ich zu begreifen, weshalb sie den größten Teil ihrer reduzierten Kräfte ausgerechnet darauf verwendet hat, sich mit Bunyans *The Pilgrim's Progress – Pilgerreise zur seligen Ewigkeit*[48] und seinem Markt der Eitelkeiten auseinanderzusetzen, diesem furchteinflößenden Tableau mit seinen Gerichten und Zeugen, die Namen tragen wie Neid, Aberglaube und Schmeichler, mit seinen sündigen Fürsten, Betrügern, Schurken und mannigfaltigen Bestrafungen – all diesen illegitimen Autoritäten, die wir, weil wir es nicht anders gewohnt sind, als Hüter der Wahrheit betrachten. Bunyan zitiert die warnenden Worte aus dem Buch Kohelet beziehungsweise des Predigers Salomo: »Alles ist eitel. Es ist alles ganz eitel.« Trotz all ihrer Verführungskräfte hat keine dieser Autoritäten Anspruch auf uns, sagt Bunyan. Alles ist vergänglich und lenkt ab, von dem, was wahr und gut ist. *The Pilgrim's Progress* ist ein zutiefst religiöser Text, und es macht mich stutzig, dass sich ein so ungläubiger Mensch wie Kirsty sich derart intensiv mit ihm auseinandergesetzt hat. Doch als ich dann gebeten wurde, für den *Guardian* Kirstys Nachruf zu schreiben, erzählte mir ihre Familie, dass sie sich schon als knapp Sechsjährige geweigert hatte, aus der abgekühlten Badewanne herauszukommen, weil sie nicht wollte, dass ihre Mutter aufhörte, ihr aus *The Pilgrim's Progress* vorzulesen. Dieses Buch begleitete Kirsty nicht nur in den Tod, sondern ihr ganzes Leben hindurch. Es berührte sie in ihrem Innersten. Als ihr Leben zu Ende ging, stand das Ritual wiederholter Lektüre vielleicht mehr als alles andere für Kontinuität.

Kirsty hatte sich für die von ihr selbst geplante Trauerfeier die Lesung eines Auszugs von Bunyan gewünscht. Sie wählte den Abschnitt, in dem Christian (auf Deutsch: Christ) und Hopeful (auf Deutsch: Hoffnungsvoll) nach langer und gefahrvoller Reise endlich in Sichtweite der Himmlischen Stadt gelangen. Kurz vor dem Ziel gilt es, ein letztes Hindernis zu überwinden, ehe sie das Tor zur Stadt durchschreiten können – einen tiefen Fluss, über den es keine Brücke gibt. Den angsterfüllten Pilgern bleibt keine andere Wahl, als die Durchquerung zu wagen. Christian wird immer wieder von Wellen überwältigt, sie schlagen über seinem Kopf zusammen (»Ja, zuweilen schien's, als hätte Christ ganz untergehen wollen, und erst nach einer Weile kam er halbtot wieder hervor.«) So sehr er es auch versucht, er findet keinen Halt, gerät in Panik, seine Angst verwandelt sich in tiefste »Schrecken seiner Seele«, und er sieht um sich herum nur noch Finsternis. Ihm bleibt nichts anderes mehr, als sich an Hopeful zu klammern und in sich selbst Mut und Glauben zu finden. Er muss in dem tobenden Tumult um sich herum im Inneren Ruhe finden. Dies gelingt ihm schließlich in einem Akt der Selbstüberwindung. Obwohl er zu ertrinken droht, vertraut er darauf, das andere Ufer zu erreichen.

Kirsty legt sich in ihrer Dissertation nicht fest, worauf genau Bunyans zahlreiche Gleichnisse verweisen. Bunyans Markt der Eitelkeit bleibt, darauf besteht sie, mysteriös und faszinierend, gerade weil seine Referenzen undeutlich bleiben. Dennoch hat die Durchquerung des Flusses offenbar deutlich zu ihr gesprochen, als wäre sie ein Sinnbild für ihre eigene Reise durch die Krankheit, für ihr Untergehen und wieder Emportauchen, für den Verlust des Halts unter ihren Füßen. Und wenn sie auch nicht symbolisch dafür steht, dass auch Kirsty am Ende durch die Tore des Himmels geleitet wurde, ermöglichte sie ihr vielleicht zumindest die sichere Passage durch das Tor des Todes.

*

Ich denke oft an Kirsty. Es gelingt mir immer noch, sie vor meinem inneren Auge spontan lebendig werden zu lassen, ich höre den Klang ihrer Stimme, ihre trällernde Art zu sprechen und ihr knappes, triumphierendes »Ha!«. Manchmal fühlt es sich an, als wäre sie mir nie von der Seite gewichen – und genau das ist der springende Punkt. Denn tatsächlich heißt ihre Abwesenheit für mich vor allem, dass sie nicht an meiner Seite alt werden wird. Mit dem Verlust einer Leidensgenossin auf diesem Weg, die gemeinsam mit mir fünfzig geworden wäre und fünfundfünfzig und sechzig, habe ich eine Messlatte und einen Maßstab verloren; uns gegenseitig zu spiegeln, hätte auch gegenseitigen Trost bedeutet. Nicht so sehr im Sinne von Falte gegen Falte, sondern in der Fähigkeit, einander ins Gesicht zu sehen und den roten Faden bis zurück in die Jugend zu verfolgen. Gemeinsam wären wir in der Lage gewesen, all das zu sehen, was sich *nicht* verändert. In zehn oder fünfzehn Jahren, wenn Kirstys Abwesenheit es sich in angemessener Distanz bequem gemacht hat, wird sie dort festgeschrieben bleiben, in Perfektion erstarrt wie das Klischee von Marilyn Monroe, in Erinnerungen und

Fotos versiegelt, ihre Worte in ihren Büchern fixiert, ihre Essenz konserviert und eingelagert in den verblassenden Erinnerungen ihrer alternden Freundinnen.

Die übergeordnete Lektion, die es hier zu lernen gilt, lautet, dass niemand allein alt werden sollte, und dies sage ich, obwohl ich mich so sehr zu Colettes Ideal königlicher Abgeschiedenheit und einsiedlerischer Selbstgenügsamkeit hingezogen fühle. Man braucht eine Kohorte Gleichgesinnter, die einen durch den Alterungsprozess begleitet. Man braucht eine Horde Frauen, man braucht eine Kavallerie! Man braucht Gemeinschaft, und man braucht Gleichheit. Man braucht die Möglichkeit, in den eigenen Reihen verschwinden zu können und nicht ständig herausragen zu müssen wie eine Fackel des Generationenwechsels. Man braucht Gefährtinnen und Kameradschaft und Trost. Und deshalb werde ich mich auch in Zukunft jedes Jahr im Juli mit W. und F. und T. und R. und J. treffen. Unsere Gedenktage werden ein Vergissmeinnicht sein, natürlich, aber auch das Versprechen, uns zusammen weiterzubewegen.

Was ich hier zu beschreiben versuche, ist ein horizontaler Wissens- und Erfahrungstransfer, der in eine andere Richtung wirkt als die uns allen eher vertraute generative Übertragung weiblicher Geheimnisse von Mutter zu Tochter. Die Horizontale bedeutet, dass wir uns alle im selben Boot befinden. Es gibt keine Gruppe, die der anderen Wissen voraus hätte oder einen größeren retrospektiven Bezug zu den Dingen besäße. Das hat auch etwas mit Sippendenken zu tun. Doch während die familiäre Sippe bevormundend und doktrinär sein kann, ist meine Kohorte Ebenbürtiger beweglich wie eine La-Ola-Welle. Die Kommunikation zwischen uns wird nicht von der Notwendigkeit zu generationsbedingten Justierungen erschwert, wie man sie zwischen Müttern und Töchtern vornehmen muss, weil zwanzig oder fünfundzwanzig oder auch dreißig Jahre durchaus Zeitspannen sind, die einen kulturellen Brückenschlag notwendig machen. Hauptsächlich aber bewahrt uns dieser Schrägschnitt durch die Zeit davor, einen schwierigen Übergang allein durchzustehen.

Als Kirsty den Kontakt zu ihren Freundinnen abbrach, suchte sie sich eine neue Familie Gleichgesinnter, online, auf einer Plattform namens GRACE. In einem sich ausschließlich an Lungenkrebskranke wendenden Forum dieser Plattform konnte sie Ärzte direkt löchern, Klinikberichte vergleichen und sich mit ihren Leidensgenossen über Therapieformen austauschen, und all das, ohne ein Blatt vor den Mund nehmen zu müssen. Drei Jahre lang war Kirsty auf GRACE fast ununterbrochen präsent. Sie machte sich in der Community mit pointierten Fragen an Experten einen Namen und wurde für das außerordentliche Einfühlungsvermögen und die Freundlichkeit geschätzt, die sie ihren Leidensgenossen entgegenbrachte, und das, obwohl sie selbst oft verängstigt, deprimiert und verzweifelt war. Ihren optimistischen Beiträgen merkte man das nie an.

Kirstys Profilname auf GRACE lautete »Certain Spring«, ein Name, den sie sich aus dem Gedicht »The Burning of the Leaves«[49] des Kriegspoeten Laurence Binyon geliehen hatte – ein Herbstgedicht über die sterbende Welt, das trotzdem mit ewiger Hoffnung endet. Es erzählt von der Welt, die unsere war und nicht mehr ist:

> Sie werden zurückkehren, das Blatt und die Blüte,
> sich aus dem Elend der Fäulnis zu alter Herrlichkeit
> erheben …

Die Erde steht dem eigenen Verderben bei, doch nicht dem unseren.
Nichts ist gewiss bis auf den sich'ren Frühling.

Bis zum Schluss kannte niemand auf GRACE Kirstys richtigen Namen, doch nach ihrem Tod entschied einer ihrer Brüder, der Online-Community doch ein paar Details über die verstorbene Gefährtin mitzuteilen. Die Gemeinschaft war untröstlich. Nachrichten und Loblieder erreichten die Hinterbliebenen, ungefiltert und voller Schmerz. Die Menschen waren tief betrübt, und ihre Klagerufe offenbarten einen weiteren reißenden Strom aus Trauer, der sich parallel zu dem von Familie und Freunden empfundenen Verlust ergoss. Auf ihrer Trauerfeier wurden ein paar dieser Gedenkbriefe laut vorgelesen, zusammen mit ein, zwei von Kirstys Posts. Hochbrisant und extrem verunsichernd durchdrangen diese Zeugnisse die getragene, meditative Melancholie der Trauerfeier und erzählten von der markerschütternden Qual, mit einem Todesurteil leben zu müssen. Dem zuzuhören fühlte sich an wie von tausend kleinen Händen am ganzen Körper gekniffen zu werden. Zugleich standen die GRACE-Texte für den Dank und die Anerkennung einer Schar von Begleitern, die Kirsty geholfen hatten, in ihrer Krankheit einen Sinn zu erkennen. Uns Gesunden wäre das so nie möglich gewesen.

Was die Kavallerie betrifft, so sind wir vor nicht allzu langer Zeit zusammengekommen, um in Erinnerung an unsere abwesende Freundin einen Stuhl im Lesesaal der Bodleian Library in Oxford zu stiften. Wir hatten sechsundvierzig Zeichen Platz, um ihrer zu gedenken, nicht mal ein Drittel eines Tweets. Nach einigem Hin und Her und ein paar heiß diskutierten Vorschlägen einigten wir uns schließlich auf folgendes: »Kirsty Milne 1964–2013: Leserin, Autorin, Freundin.« Ich google ein Bild des Stuhls und frage mich, wie es Kirsty wohl gefallen hätte, darauf zu sitzen. Er ist elegant, so viel steht fest, aber bequem ist er nicht, und Kirsty wollte Sitzmöbel im wahrsten Sinne des Wortes bewohnen. Sie nahm darauf Platz, schlüpfte aus den Schuhen, zog die nackten Füße unter ihren Po und schmiegte sich hinein. Es war, als wollte sie mit dem Bezug verschmelzen. Als wollte sie verschwinden.

RÜCKGRAT

Es gab viele jüdische Schülerinnen wie mich mit einer großen Faszination für christliche Schulgottesdienste. Sechshundert Mädchen, dichtgedrängt in einer riesigen Halle mit unzähligen Fenstern und in ordentlichen Reihen wie in der Kirche, sangen wir uns in leidenschaftlichem Einklang und begleitet von einem Una-Corda-Klavier die Seele aus dem Leib: »Bringt mir den Bogen lohen Golds / Bringt mir die Pfeile der Begier.« Aus vollem Halse schmetterten wir Blakes Poesie, als strebten wir nach höchstem Ruhm, und die Lautstärke unserer im Chor gesungenen Bemühungen verstärkte den entgrenzenden Nervenkitzel. Der Klang, den wir erschufen, war kraftvoll und mitreißend. Mir ging das Herz über, und in mir begann sich ein Knoten komplizierter und nie artikulierter Teenagergefühle zu lösen und emporzusteigen, wie um sich himmlischer Herrlichkeit entgegenzustrecken – »Gewölk, reiß auf!« Die Worte, die Atmosphäre, die Hoffnung, die Stimmen so vieler Mädchen, unser kollektiver Geist im Gesang vereint: All das war herrlich kristallin. Was konnte es Reineres geben?

Obwohl »Jerusalem« unsere offizielle Schulhymne war (und wir außerdem noch viele andere Lieder sangen, und zwar im täglichen Wechsel), hatte auch unsere Schulleiterin, ein stocksteifes Relikt aus der Ära Edwards VII. mit dem wunderbaren Namen Miss Leslia Marjoribanks, eine

Lieblingshymne, die sie regelmäßig in unseren Morgenversammlungszyklus hineinschmuggelte. Diese Hymne war ebenso edwardianisch wie sie. Sie stammt von dem anglo-walisischen Komponisten Henry Walford Davies und ist weder melodiös noch erhebend; trotzdem ist mir der getragene Gesang immer im Gedächtnis geblieben. Sie ist sehr kurz, weshalb ich sie hier in voller Länge wiedergebe:

> Gott sei in meinem Kopfe und in meinem Verstehen
> Gott sei in meinen Augen und in meinem Sehen
> Gott sei in meinem Munde und in meinem Sagen
> Gott sei in meinem Herzen und in meinem Denken
> Gott sei bei meinem Ende und bei meinem Hinscheiden

Diese Zeilen kommen mir deshalb ausgerechnet jetzt wieder in den Sinn, weil mir plötzlich klar wird, wie viel von dem, worüber ich hier geschrieben habe, mit verkörpertem Wissen zu tun hat: jener Art von Wissen, das man in den Knochen hat, in den Fingerspitzen oder auf der Zunge. Das einem ins Herz geschrieben steht; die Art von Wissen, das tief im Bauch als Ziehen spürbar wird oder das Innerste zum Vibrieren bringt wie eine Stimmgabel. Es macht sich als ein Prickeln bemerkbar oder als ein Gefühl wie hauchdünner Stoff, der über sensibilisierte Haut gleitet. Dieses Wissen ist quasi lebendig.

Ich bin kein religiöser Mensch. Um genau zu sein, tendiere ich stark zum Atheismus. Was ich mit verkörpertem Wissen meine, hat also nichts mit dem Geiste Gottes zu tun – auch wenn die Inspiration zu Davies' beschwörender Hymne an die Verkörperung aus dem 1. Korinther, 3:16

stammt: *Wisset ihr nicht, dass ihr Gottes Tempel seid und der Geist Gottes in euch wohnt?* Genau das Zitat übrigens, das die Quelle des modernen »Wellness«-Diktats ist, auch wenn dessen für die breiten Massen tauglich gemachte Version der Idee sich offensichtlich auf gesunde Ernährung und die Vermeidung schädlicher Stoffe beschränkt.

Das verkörperte Wissen, das ich meine - eines, das seinen Abdruck auf und im Körper hinterlässt -, ähnelt mehr dem »wissenden Körper« oder »Embodiment«, von dem die Philosophen sprechen, wenn sie den Sitz des Bewusstseins neu verorten. Man denke zum Beispiel an das Wunder des Blindtippens, wo es einen Unterschied gibt zwischen reiner Gewohnheit und dem »Wissen in den Händen«. Technisch betrachtet sitzt das Wissen darüber, wo welcher Finger hinzubewegen ist und in welcher Reihenfolge, natürlich im Kopf und ist als Propriozeption (dieselbe Fähigkeit, die es einem erlaubt, bei geschlossenen Augen mit dem Finger die Nasenspitze zu berühren) bekannt. In der Kognitionswissenschaft knüpft sich die Propriozeption an das Konzept des prozeduralen Gedächtnis, welches erklärt, wie wir Raumverhältnisse und abstrakte Muster verarbeiten, und das uns beispielsweise erlaubt, eine Mozartsonate auf dem Klavier zu spielen, ohne aktiv darüber nachzudenken. Oder dass wir nie wieder verlernen, wie man Fahrrad fährt. Auch wenn der Allgemeinplatz lautet, man würde nie vergessen, wie man Fahrrad fährt, ist es eigentlich der wissende Körper, der es nie wieder vergisst. Egal, der Punkt ist, es fühlt sich an, als läge das Wissen in den Händen. Oder in den Beinen.

Im Verlauf der Arbeit an diesem Buch habe ich zunehmend den Eindruck gewonnen, dass unser Erleben des Alterns ebenfalls eine Form von verkörpertem Wissen ist, weshalb unser Körper die Veränderungen, die das Alter mit sich bringt, schon wahrnimmt und fühlt und uns dafür sensibilisiert, wenn unser Verstand sie noch gar nicht begriffen hat.

Wir tragen das Alter in unserem Körper. Unser Körper wiederum registriert noch die subtilsten Veränderungen der Lebensmitte: eine unmerkliche Trübung des Seh- oder Hörvermögens, eine kaum wahrnehmbare Abnahme der feuernden Neuronen oder der Stärke des Signals, ein klein wenig mehr Müdigkeit, eine ganz allmähliche Verlangsamung und so weiter. Diese subtilen Veränderungen kalibrieren die Art, wie wir die Welt wahrnehmen und erfahren neu, aber sie verändern nach meinem Empfinden auch die Gestalt unserer Gedanken.

Mit anderen Worten, das Altern ist psychosomatisch. Es wird an beiden Schauplätzen erlebt. Ich hatte immer eine reflexartige Abneigung gegen die Vorstellung, das Alter hätte nur mit dem Kopf zu tun, und dieses Buch ist in gewisser Weise auch mein sehr ausführliches Gegenargument gegen diesen Gedanken, weil es den Körper Seite für Seite zurück in den Fokus rückt: Organe, Hormone, Haut, Eingeweide, Muskeln, Herz, Zähne, Kopf – eine Litanei von Körperteilen, die sich, so hoffe ich, zu einem Ganzen addieren. Vielleicht wird diese Verkörperlichung des Alterns für unsere individuellen Identitäten immer wesentlicher, während wir weiterreisen, von vierzig zu fünfzig zu sechzig und weit darüber hinaus. Was mich betrifft, so bin ich überzeugt, dass es nicht möglich ist, vollständig zu begreifen, was Altern bedeutet, ohne das Wissen des Körpers zu beachten.

Noch ein Problem (alle Verfechter von »das Altern findet nur im Kopf statt« aufgepasst!): Das verkörperte

Wissen hat einen Haken. Der bewusste Versuch, es zu kontrollieren, stört unweigerlich den Prozess. Ich habe diese Hemmung selbst erlebt, beim Klavierspielen, als ich mitten im Stück bewusst versucht habe, mich zu fragen: *Was kommt als Nächstes?* Sofort haben meine Hände sich verkrampft und danebengegriffen. Ich konnte keinen Ton mehr spielen. Darin liegt für uns alle eine wertvolle Lektion hinsichtlich der Art, wie wir altern. Wir müssen das Altern unserem Körper überlassen. Unser Verstand wird sich entweder abmelden – entwicklungstechnisch das Äquivalent zu den verkrampften Händen –, oder er verarbeitet alles, was geschehen ist, erst im Nachhinein. Wir werden älter geworden sein, ganz egal, ob wir uns zu lautem Applaus entschieden haben oder dafür, das Theater zu verlassen.

Der französische Philosoph Maurice Merleau-Ponty[50] war fasziniert von der Idee des »In-der-Welt-Seins« – die Bindestriche als wesentlicher Bestandteil des Begriffes, weil Merleau-Ponty der Überzeugung war, dass Sein von Wissen nicht zu trennen sei. Er staunte darüber, wie sehr das menschliche Bewusstsein die Verkörperung braucht. Seine, wenn man so will, zutiefst heidnische These lautet, dass der Körper an sich eine Form von Bewusstsein ist.

Nach Merleau-Ponty unterstützt das Körperbewusstsein viele Zustände und Aktivitäten, die wir als mental betrachten, wie Glauben, Wünschen oder Denken. Es manifestiert sich gleichermaßen im Akt der Wahrnehmung wie in unseren (oft unbewussten) Absichten des Handelns. So begreifen wir zum Beispiel unsere Umgebung nicht als ein passives, externes Ding, sondern als etwas, das uns einlädt, mit ihm zu interagieren, indem es gewisse Handlungsmöglichkeiten erlaubt und andere untersagt. So kann uns die Großstadt bei Nacht abschreckend erscheinen und der

Ausblick auf mit grünen Feldern gesprenkelte Hügel verlockend oder erhebend. Wir spüren, dass man manche Hunde besser nicht streichelt und dass manche Speisen appetitlicher aussehen als andere. Mit anderen Worten: Wahrnehmung hat eine affektive, emotionale Komponente, die *gespürt* wird; und solche Gefühle wiederum bestimmen, wie wir uns benehmen und welches Verhalten wir als angemessen betrachten.

Leute, die sich lautstark über altersgemäßes Verhalten äußern, übersehen oft die sehr reale, sensorische Dimension, die mit im Spiel ist. Denn in Wirklichkeit sagt mein Körper mir, dass ich einen Bungee-Sprung von einem hohen Gebäude in meinem Alter für keine gute Idee halte. Ob ich auf meinen Körper höre oder nicht, steht auf einem anderen Blatt. Mein Körper sagt mir, wenn ich zu lange in der Sonne war, wenn ich zu viel getrunken habe, zu lange online war oder auf einem bestimmten Stuhl gesessen habe, er sagt mir, wann mir ein paar Dehnübungen guttun würden, ein Spaziergang, Zeit mit dem Hund, ein süßer Snack, ein Plausch mit einer Freundin, eine Umstellung der Aufgabenliste (ein bisschen Lektorat, um das Schreiben zu unterbrechen, ein bisschen Hausarbeit, damit mein Unterbewusstsein in Ruhe seine Arbeit machen kann). Abgespeichert, verstanden und in Ehren gehalten, bedeutet diese Art von Wissen Reife. Die wissenschaftlichen Kommentatoren des französischen Philosophen Merleau-Ponty haben für diese Art von Wissen einen hübschen Ausdruck geprägt: Sie nennen es »Absorbed Coping«.[51]

Der englische Begriff Absorbed Coping könnte reichlich sperrig mit implizierter Bewältigungsstrategie übersetzt werden. Wenn wir diese Idee statt durch die philosophische durch die Brille der Neurowissenschaft betrachten, landen wir nicht sehr weit entfernt von der Feedbackschleife, also der Art und Weise, wie neuronale Bahnen auf Herausforderungen aus der Umwelt reagieren, indem sie im Laufe der Zeit immer tiefer gegraben und effektiver werden – wie eine Kerbe, die in ein Stück Hartholz gemeißelt wird.

In dem Maße, wie unsere Erfahrungen der Welt zunehmen, verändern sie uns. Wie so oft, habe ich auch zu diesem Thema bei Colette einen Denkanstoß bekommen.[52] Sie verglich ihr eigenes Altern einmal mit »Stahl, der durch ihre Leiden ›geschärft und gehärtet‹« worden sei. Als sie mit sechsunddreißig die ersten »feinen Linien« des Alters an sich entdeckte, traf sie der Anblick ins Mark, weil sie durch ihn hindurch das »›frische‹, ›straffe‹, ›gerötete Kindergesicht‹ sehen konnte, das ein für alle Mal verloren war«. »Man muss altern«, ermahnte sie sich damals, gefolgt von einer mantrahaften Aufforderung an sich selbst: »Wiederhole dir diesen Satz, nicht als Verzweiflungsschrei, sondern als Signal für einen notwendigen Aufbruch.«

Colette lebte ganz nach ihrem Körper, seinen Rhythmen und Befindlichkeiten. Sie folgte seinen Gelüsten – was manch einer als Schwäche bezeichnen würde – und wusste die Lektionen, die er ihr erteilte, zu schätzen. Ihre Entschlossenheit, fit zu bleiben, einen »modernen« Körper zu erlangen, ihre Muskeln zu formen (deren wahre Schönheit, sagt ihre Biografin Judith Thurman, identisch mit ihrem Zweck war, nämlich dem Selbsterhalt), war ihre Art, die Sinne zu schärfen. Ihre Leidenschaft für Tanz und Gymnastik war in Ursprung und Ausdruck ebenso spirituell wie körperlich: »Wenn mein Körper denkt, besitzt mein Fleisch meine Seele«, schrieb sie in *La Retraite Sentimentale*[53]. Mir gefällt der heidnische Dreh, den Colette der Idee des geheiligten Körpers verleiht, und wenn ich sie mir beim Schreiben dieser Worte vorstelle, ist sie in diesem Bild im Frieden mit sich. Von innen leuchtend, in göttlichen Schimmer getaucht.

Obwohl Colette das Altern keineswegs annehmbar fand, nahm sie es mit dem für sie typischen Gusto in Angriff. Colette war eine Meisterin des Absorbed Coping. Angetrieben von einem unglaublichen Schwung an Energie, überließ sie sich in ihren Fünfzigern völlig dem Fluss, stürzte sich ins Schreiben, ging auf Tournee, reiste und erforschte immer wieder aufs Neue die Liebe. 1932 dann, im Alter von neunundfünfzig, als sie womöglich ahnte, dass sie der Zeit nicht mehr lange würde davonlaufen können, tat sie etwas ganz und gar Merkwürdiges: Sie versteckte ihre Verlangsamung hinter Beschleunigung. Sie eröffnete ein Schönheitsinstitut. Sie kratzte 750 000 Francs zusammen, staffierte einen alten Salon mit Art-déco-Spiegeln und verchromten Zierleisten aus und entwickelte eine Linie exklusiver Hautpflege- und Make-up-Produkte (basierend auf ihren burgundischen Hausrezepten), die in eleganten kleinen schwarzen Tiegeln verkauft wurden. Sie verkündete der Welt, sie würde sich vom Schreiben erholen. Und die Welt – zumindest *tout* Paris – stand vor ihrer Tür in der Rue de Miromesnil Schlange, um einen Platz auf dem schwarzen Ledersessel zu ergattern, wo die berühmte Schriftstellerin, in einen weißen Kittel gekleidet, Schönheitskuren vollzog.

Selbstverständlich war das Unternehmen nicht von Dauer: Weil es viel zu schnell erst nach Saint-Tropez und dann nach Nantes expandierte, kollabiertes es binnen Jahresfrist unter seinem eigenen übereifrigen Optimismus. Zu unser aller Glück entschied Colette, dass Altern und

Schreiben bessere Bettgenossen abgaben als Altern und Unternehmertum.

»Wenn mein Körper denkt«, schrieb Colette. So schlicht diese Worte sind, so tiefgründig ist ihre Bedeutung. Ich glaube, ich habe sie schon immer verstanden. Genau das ist der Grund, weshalb ich einen Spaziergang mache, wenn ich auf mein Gehirn angewiesen bin, und weshalb ich euphorisch werde, wenn ich laufe. Genau deshalb war ich schon immer überzeugt davon, dass Menschen, die das Essen lieben auch das Leben lieben: Es geht ihnen nicht um blinden Konsum, es geht um Geschmack (und um die komplizierte Verbindung zwischen Genuss und Wahrnehmungsvermögen). Und es ist auch der Grund, weshalb ich in meiner Kindheit so gerne Ballett getanzt habe. Auch wenn ich es damals wohl nie so ausgedrückt hätte, war für mich die Konzentration auf Genauigkeit und Pose, die das Ballett mir abverlangte, wesentlich zentrierend. Wenn meine Finger und Arme exakt den richtigen Bogen beschrieben oder wenn mein Rückgrat, während ich ins Plié hinunterging, kerzengerade war, hatte ich das Gefühl, in meinem Körper zu Hause zu sein. Und dann ist da natürlich noch dieses wundersame Gefühl von Sammlung, von Stärke und Bestimmung, das mit der Adoleszenz einhergeht, straff gespannt wie ein kraftvolles Körperglied, während man in sich selbst hineinwächst. Meine Tochter ist in diesem Augenblick angelangt. Ich erkenne es in ihrer Art sich zu bewegen, und beobachte sie mit Freuden.

Kürzlich musste ich selbst ein wenig Absorbed Coping betreiben. Ich habe in jüngster Zeit mit einem mehr oder weniger permanenten Schmerz in der Hüfte zu tun, der mich nachts um den Schlaf bringt und meine Ärzte ratlos macht (ich wurde vom Neurologen zum Rheumatologen geschickt, weiter zum Chirurgen und zum Radiologen, und bin immer noch ohne endgültige Diagnose). Fest steht jedenfalls, dass ich zwischen zwei Wirbeln (die beiden, die von der Skoliose zusammengedrückt sind) im unteren Rücken einen Bandscheibenvorfall habe und meine Facettengelenke – jene urzeitlich, wie Zähnchen aussehenden Gebilde, die einen Wirbel mit dem anderen verbinden – degenerieren. Diese Entwicklungen haben mir Ischiasschmerzen beschert, indem sie mir die Nervenwurzeln zerquetschen.

Was bedeutet es, mit chronischen Schmerzen zu leben? Und was heißt es, Schmerzen zu haben? Das sind neue Erfahrungen für mich, sie geben meinen Befürchtungen hinsichtlich des Altwerdens neue Nahrung und machen mich gleichzeitig mit einer neuen Art von Fatalismus vertraut. Wenn ich den Blick in die Zukunft richte und mich mit sechzig, siebzig und achtzig sehe, fürchte ich, einer steil ansteigenden Kurve von körperlichem Trauma entgegenzusehen. Natürlich gibt es Medikamente, die ich nehmen kann, aber die haben tendenziell negativen Einfluss auf mein ungetrübtes Denkvermögen. Nur wie soll ich, wenn ich sie nicht nehme, mit den immer stärker werdenden Schmerzen zurechtkommen? Mit Abwägungen wie diesen werde ich es künftig wohl regelmäßig zu tun haben, wenn das Alter seinen Klammergriff verstärkt.

Wieder einmal staune ich über meine Mutter, deren buchhalterische Ader ihr erlaubt hat, die Defizite des Alterns sorgfältig aufzurechnen: Sie lebt mit ihren Schmerzen und jongliert mit Leiden und Freude, mit Verlust und Überleben. Diese auf Ausgleich bedachte Buchführung behandelt die Frage der Weiterentwicklung, das Problem der Balance. Doch dann kommt meine neue Bekanntschaft mit dem Fatalismus hereingespült, klar und gerichtet wie die Flut, nimmt mich mit sich und trägt mich in andere Richtung davon. Unter dem Strich bin ich versucht, einfach nur die Schultern zu zucken und mich zu einem *qué será, será* hinreißen zu lassen. Ich übe mich in Lässigkeit. Was bleibt mir auch anderes übrig, ich kann sowieso nichts gegen all das tun, was mir das Alter noch bringen wird.

Diesen Sommer bin ich einundfünfzig geworden. Es war ein Klacks. Ich kam völlig erledigt von einer Woche Schreibseminar zurück und schleppte mich praktisch auf allen vieren ins Haus. Mit einem Schlafdefizit, das dem von jungen Eltern glich, und nach fünf Stunden Zugfahrt reichte es gerade noch zu einem ordentlichen Drink im Garten und anschließend zehn Stunden Tiefschlaf. Das war völlig in Ordnung. Sogar mehr als in Ordnung. Es war unglaublich erleichternd zu erleben, dass die Fünf und die Eins keine Rolle spielten. Ich glaube auch, dass die Sechzig nicht wieder so ein Hindernis darstellen wird, wie es die Fünfzig für mich war. Ich glaube, ich habe die Angst, mich vorwärtszubewegen, tatsächlich überwunden. Sie schreibend zu artikulieren, hat geholfen. Mich mit meinen Ängsten, meiner Trauer, meinen Verlustgefühlen, meiner Nostalgie, mit meinen Schreckgespenstern auseinanderzusetzen: All das war eine Art Exorzismus. Meine Methode, Ballast abzuwerfen.

Was natürlich nicht bedeutet, dass mir mein »wissender Körper« nicht trotzdem manchmal eine Falle stellt, wie damals in Paris, als das Musée Rodin der ahnungslose Auslöser war. Solche unsichtbaren Fallstricke existieren in Hülle und Fülle. Ich stolpere darüber, wenn ich mich unerklärlich übersehen fühle – sprichwörtlich nicht gesehen –, zum Beispiel in gemischter Gesellschaft, wenn jüngere Frauen sämtliche Energie im Raum auf sich ziehen und mir das Gefühl geben, unwirklich im Sinne von molekular substanzlos zu sein. Oder wenn mich der Anblick von Straßentänzern völlig fasziniert und sich jede Faser meines Körpers danach sehnt, diese unmöglichen Bewegungen nachzumachen. Oder auch, wenn ich wieder mal zu Fuß unterwegs bin, in einem Schaufenster unvermutet meinem Spiegelbild begegne und diese Schrecksekunde der Dissonanz erlebe zwischen dem, was ich sehe und dem, was ich, ohne dass mir das vorher klar war, zu sehen erwartet hatte. Die Fremdartigkeit meiner Reflektion versetzt mir jedes Mal einen Schlag – als hätte ich mich vor meinem eigenen Schatten erschreckt. Oder, besser gesagt, als hätte mich ein Gespenst aus der Zukunft heimgesucht.

Ich versuche mir vorzustellen, wie ich mit sechzig aussehen werde. Das ist nicht schwer, weil meine Mutter das bereits hinter sich hat und ich ihr von Jahr zu Jahr ähnlicher sehe (während sie mich von Jahr zu Jahr mehr an meine Großmutter erinnert, die, als ich ein Kind war, nicht viel jünger war als meine Mutter heute). Ich stelle fest, dass mit der Zeit meine irakischen Gesichtszüge immer mehr zum Vorschein kommen – die Revanche dafür, dass ich in meiner Jugend mit Lichtgeschwindigkeit versucht habe, meinen Wurzeln zu entfliehen. Wird meine Tochter sich einreihen? Es erscheint mir unausweichlich. Mir diese Aufeinanderfolge vorzustellen, bringt mich zum Lächeln, weil für mich der Fluss der Bewegung eindeutig ist: nicht von oben nach unten, wie meine Mutter sich das mit ihrer »Weitergabe des Staffelstabes« vorstellt. Ich sehe die Fortführung eher wie bei diesen altmodischen Münzmaschinen, wie man sie noch in manchen Freizeitparks findet.

Man wirft einen glänzenden nagelneuen Penny ein und hofft, dass der Aufprall auf den Schieber – mit einem Haufen alter Kupfermünzen – ausreicht, um ein paar von den Oldies über den Rand zu schubsen und laut klimpernd in den Ausgabeschacht zu befördern.

Das Witzige ist, mir macht es nichts aus, geschubst zu werden. Ich will nicht mehr, was ich früher immer wollte. Seit ich meine Angst davor verloren habe, mich weiterzubewegen, verschwende ich meine Energie nicht mehr damit, auf der Stelle zu treten, japsend und schnaufend zu versuchen, mich nur ja nicht vom Fleck zu rühren, im ewigen Kampf gegen die Zeit und mein Spiegelbild.

EPILOG

Ich sehe zum Fenster meines Arbeitszimmers hinaus, oben zwischen den Wipfeln, schaue hinunter, durch ein Wirrwarr aus Blättern, die aussehen wie gespreizte Hände. Unten führt meine Tochter den Hund spazieren, rund um den Platz herum. Ein herrlicher Anblick: Sie in Jeansshorts und Jacke, der Pferdeschwanz wippt im Takt ihrer Schritte, er ein explodiertes Wollknäuel mit honigfarbenem Puschelschwanz. Der Hund stolziert hocherhobenen Hauptes auf kurzen Beinen voraus, der festen Überzeugung, er würde sie ausführen. Ihr ist das egal. Wenn er sie schließlich genug durch die Gegend gezerrt hat, betritt sie den Platz und setzt sich zu den jungen Müttern auf eine der Bänke. Dort wird sie eine Weile bleiben. Wahrscheinlich, um sich ein bisschen zu unterhalten, über das, was bei ihren Schulfreundinnen gerade los ist, über ihre Lieblingslehrerin, die gleich in der Nähe wohnt, in Dalston, über die Musik, auf die sie gerade steht, über den Eiskunstlaufwettbewerb, zu dem sie sich angemeldet hat und wo sie einen Salchow und einen Dreiersprung absolvieren muss. Als ich etwas später wieder hinuntersehe, führt sie gerade ein paar Figuren vor: ihre Vorwärtspirouetten, ihre grazilen Arabesken. Sie ist wie eine junge, kraftvolle Pflanze, die sich dem Licht entgegenstreckt. Wie so oft schwillt mir das Herz, wenn ich sie beobachte. Es füllt meinen Brustkorb und wächst mir bis in den Mund hinauf, sodass mir die Stimme versagt.

Obwohl Hochsommer ist und der Platz eine pointillistische Vision aus Smaragd- und Waldtönen, hat er seine einstige Wildheit verloren. Letztes Jahr ist die Stadtverwaltung in ihrer bürokratischen Weisheit endgültig der strengen Askese verfallen und hat verfügt, dass der Wilton Square an die Kandare genommen werden muss. Die üppige Fülle, der verschwenderische Luxus – die sinnliche Fruchtbarkeit – erregte offenbar zu viel Anstoß, eine geradezu obszön aufdringliche Zurschaustellung von Reichtum angesichts Großbritanniens jüngster wirtschaftlicher Verelendung. Der Dschungel musste weichen.

Eine Gruppe Landschaftsgärtner wurde losgeschickt, dem wuchernden Urwald Herr zu werden. Wie eine Kompanie Bodentruppen auf lebenswichtiger Mission schlugen sie sich ins Dickicht, um Buschwerk und Hecken von innen heraus zu Leibe zu rücken, während draußen auf der Straße Fahrzeuge des Gartenbauamtes den ganzen Tag lang Grünabfälle häckselten, wie um Beweise zu vernichten. Eines Tages waren plötzlich die Zäune wieder zu sehen. Dann kamen die bunten Haustüren der Häuserzeile gegenüber zum Vorschein. Als ich eines Abends von der Arbeit nach Hause zurückkehrte, blieb mir fast das Herz stehen, weil ein Großteil der Blütenbäume einfach verschwunden war. Es war nicht erkennbar, ob sie gefällt oder mitsamt den Wurzeln ausgerissen worden waren, und es machte auch keinen Unterschied: Der Anblick war grauenhaft. Der Platz war völlig entstellt, er sah aus wie ein zahnloser Mund.

In der darauffolgenden Woche verstärkte die Stadtverwaltung ihre Offensive noch weiter und entsandte ein hochprofessionelles Team von Luftakrobaten. Die Platanen sahen plötzlich aus wie von einem Zirkustrupp belagert. Mit Geschick und viel Eleganz schwangen sie sich von Ast zu Ast, in Gurtzeug eingeschirrt und mit riesigen Kettensägen, die in unfassbaren Winkeln von ihren breiten Gürteln baumelten. Sie boten einen faszinierenden Anblick. Immer wieder erhaschte man durchs Blattwerk einen leuchtendgelben Schutzhelm, hörte über den knatternden Lärm der Kettensägen vereinzelte Rufe und sah schwere Äste donnernd Richtung Erde krachen. Bei jedem massiven Abschlag brachen die Baumschneider in johlenden Jubel aus. War ein Ast erledigt, schwangen sie sich zum nächsten hinüber und hakten im Fliegen die Sicherheitsleinen um.

Und dann passierte das Unfassbare: Einer der Baumschneider stürzte ab. Wahrscheinlich hatte er versehentlich sein Sicherheitsseil angesägt, jedenfalls stürzte er achtzehn Meter in die Tiefe und landete in grausiger Dracula-Manier aufgespießt auf dem schmiedeeisernen Parkzaun. Ich war nicht zu Hause, doch mein Mann sagte, den Schrei des Mannes würde er sein ganzes Leben nicht vergessen – ein tiefes, animalisches Gebrüll. Es hielt jedoch nicht lange an, weil der arme Kerl kurz darauf das Bewusstsein verlor. Als ich wiederkam, war die Straße voll mit Polizei, überall war gelbes Absperrband, und auf dem Platz standen drei Notarztfahrzeuge. Ein viertes war bereits wieder abgefahren, in ihm die Ärzte mit ihrem ohnmächtigen Patienten, den sie behutsam von seinem Pfahl herunter hatten heben müssen.

Am nächsten Tag lastete bleierne Stille über dem Platz. Nichts rührte sich. Die Anwohner gingen schweigend ihrer Wege, niemand wusste, ob der Baumschneider überlebt hatte. Ein paar Tage darauf wurde die Arbeit wiederaufgenommen. Ohne fröhliches Johlen. Ich erkundigte mich bei einem der Männer nach seinem Kollegen. Er hatte überlebt, hieß es. Ich schluckte erleichtert. Aber es hatte offenbar ein paar Stunden lang Spitz auf Knopf gestanden, während die Chirurgen versuchten, die inneren Verletzungen in den Griff zu bekommen. »Zum Glück hat es keine Arterie erwischt«, sagte sein Kollege. »Er wird durchkommen. Wenn er aus der Höhe auf die Straße gestürzt wäre, wäre er tot gewesen. So viel steht fest.«

Die Landung auf dem Zaunpfahl hatte dem Mann perverserweise das Leben gerettet. Die Wunden, die Verletzungen, die unvorstellbaren Schmerzen waren seine Rettung gewesen.

Es dauerte eine ganze Weile, ehe ich unseren Platz wieder normal betrachten konnte. Es war, als hätte der ganze Platz tief Luft geholt und nicht wieder ausgeatmet. Es herrschte ein Gefühl der Anspannung, des Unbehagens, als würde etwas zurückgehalten. Bei jedem Gedanken an den verunglückten Mann zog sich in mir schmerzhaft alles zusammen, es fühlte sich an wie ein Messerstich – und ich dachte bei jedem Blick hinauf in das Blätterdach an ihn. Ich ging zu der Absturzstelle, ohne zu wissen, was genau ich dort suchte, und natürlich war auch nichts zu finden. Ich dachte über sein unfassbares Pech nach – und über sein Glück und dann über die lachhaften Wendungen, die das Leben nahm. Ich dachte darüber nach, dass es manche Ereignisse offenbar auf einen abgesehen haben, einen unbarmherzig in die Mangel nehmen und dazu zwingen, das Leben in ein Vorher und ein Nachher zu unterteilen; Ereignisse wie Erdbeben. Sie erschüttern und verschieben die Welt. Und manchmal verändern sie die ganze Atmosphäre. Aber wir schaffen es trotzdem, und wir überleben sie.

Ein Jahr später – Mütter und Hunde und Teenager sind wieder da, und der Fluss des Lebens fließt längst wieder über die Gesteinsschichten aus Trauma hinweg – ist so etwas wie Normalität zurückgekehrt. Wir haben jetzt einen neuen Platz, stadtzahm und von asketischer Schönheit, zurechtgestutzt und von vornehmer Zurückhaltung. Wo einst die kleineren duftenden Blütenbäume standen, wurden Miniaturrosen gepflanzt, und die Bänke in der Mitte sind von Lavendelbüschen gesäumt. Im Sommer verströmen sie einen himmlischen Duft. Anstatt vor eine grüne Wand zu laufen, wird man, wenn man um die Ecke biegt, von einem wunderbar modulierten Anblick empfangen. Die Platanen sind noch immer prachtvoll, aber jetzt erlaubt das getrimmte Laubwerk dem Licht und dem Wind das Spiel mit den Blättern, und man kann zwischen dem Flirren und Wispern ein kunterbuntes Durcheinander bunter Blumen ausmachen. Ich lerne allmählich, die klareren Konturen des Platzes zu schätzen, seine abgespeckte, dezentere Form. Sein Ausdruck ist milder geworden, und er birgt eine neue Qualität von Leichtigkeit.

QUELLENVERZEICHNIS

1 Seite 17: Das New Yorker Museum of Modern Art zeigte Ende 2014 in einer Ausstellung Nicholas Nixons Fotografien der Brown-Schwestern. *Forty Years of The Brown Sisters* erregte internationale Aufmerksamkeit, und das Magazin der *New York Times* verschaffte seinen Lesern online Zugang zu der vollständigen Fotoserie. Den immer noch gültigen Link dazu finden Sie hier: http://www.nytimes.com/interactive/2014/10/03/magazine/01-brown-sisters-forty-years.html

2 Seite 21: Ob es die Andropause (oder das Klimakterium virile) tatsächlich gibt, ist keine Frage der Biologie, denn aus Sicht der Hormone findet eine männliche Menopause nicht statt: kein Ende der Fruchtbarkeit, kein hormoneller Stillstand. Trotzdem ist das Thema natürlich verlegerisch interessant: ein Phänomen, das sich wunderbar zu einem Ratgeber aufblasen lässt. Als da wären: *The Andropause Mystery: Unravelling Truth About the Male Menopause* von Robert S. Tan M. D. (AMRED Publishing, 2009) zum Beispiel oder *Male Menopause* von Jed Diamond (Sourcebooks, 1997) mit einem »Vorwort von John Gray PhD«, um zwei Titel vom englischsprachigen Buchmarkt zu nennen. Man beachte die Heraushebung akademischer Titel auf dem Schutzumschlag, eine Praxis, die bei mir grundsätzlich

den Verdacht erregt, dass alles zwischen den Buchdeckeln eher kontrovers sein könnte – das absolute Gegenteil dessen, was die angeberischen Qualitäten auf dem Cover vermitteln sollen.

3 Seite 25: *Das Alter* (Neuausgabe, übersetzt von Anjuta Aigner-Dünnwald, RoRoRo, Reinbek, 2000) von Simone de Beauvoir erschien erstmals 1970 bei Gallimard, Paris, unter dem Titel *La Vieillesse.* Simone de Beauvoir war damals 62. »Für die Gesellschaft ist das Alter eine Art Geheimnis, dessen man sich schämt und über das zu sprechen sich nicht schickt. (...) das ist der Grund, weshalb ich dieses Buch schreibe: um die Verschwörung des Schweigens zu brechen«, schrieb de Beauvoir in der Einführung. Der Essay ist umfassend angelegt und unglaublich faszinierend. De Beauvoir beleuchtet das Thema Alter unter den Lupen der Geschichte, der Anthropologie, der Philosophie, der Literatur und der Wissenschaft und sprenkelt ihre Texte mit reichlich Anekdoten und literarischen Zitaten. Besonders fesselnd fand ich das erste Kapitel, in dem de Beauvoir über fast drei Seiten alles aufzählt, was sich beim Alterungsprozess im Körper abspielt, wobei sie sich von der zellularen Ebene nach außen bewegt. Die Psychologin und feministische Aktivistin Lynne Segal – die erwähnten Titel wurden nicht ins Deutsche übersetzt – hat sich umfassend mit Simone de Beauvoirs Arbeiten über das Alter auseinandergesetzt, unter anderem in *The Coming of Age.* Ihr Buch *Out of Time: The Pleasures and Perils of Ageing* (zuletzt veröffentlicht bei Verso, New York, 2013) setzt sich mit der feministischen Neudefinition kultureller Haltungen in Bezug auf das Altern in der zweiten Hälfte des 20. Jahrhunderts auseinander.

4 Seite 41: Christiane Northrup, *Weisheit der Wechseljahre* (ZS Verlag, München, 2016, ergänzende Übersetzung und Überarbeitung: Christina Knüllig). Northrup fungiert inzwischen als One-Woman-Inspirations-Maschine: Nach dem Folgetitel *Lustvoll durch die Wechseljahre* (Arkana, München, 2009, Übersetzung: Mohani A. Marin Cardenas) zielt ihr jüngstes Werk auf all jene »Seniorinnen« ab, die sich nicht damit zufriedengeben wollen, im Alter heiter und gelassen zu sein. *Göttinnen altern nicht: Wie wir der Zeit die Macht nehmen, indem wir uns für die Fülle des Lebens entscheiden* (Arkana, München, 2015, Übersetzung: Christina Knüllig).

5 Seite 44: Jaki Scarcello *Fifty & Fabulous!: The Best Years of a Woman's Life* (Watkins Publishing, London, 2010). Dieser Titel ist nicht auf Deutsch erschienen. Bei der Arbeit zur Theorie der Gerotranszendenz, aus der die Autorin wiederholt zitiert und die ihrem Buch hinsichtlich Glaubwürdigkeit und Ansehen bei Weitem überlegen ist, handelt es sich um *Gerotranscendence: A Developmental Theory of Positive Aging* (Springer Publishing Company, New York, 2005) des schwedischen Soziologen Lars Tronstam. Auch dieser Titel ist nicht auf Deutsch erschienen.

6 Seite 48: Ich mache mir unter den feministischen Autorinnen, die ich hier zitiere, bestimmt keine Freundinnen, wenn ich ihre Bücher als Titel bezeichne, mit denen ich meine Schwierigkeiten hatte, zumal auch diese Titel mich definitiv dazu anspornten, zu den Themen Lebensmitte und Klimakterium eine eigene Haltung zu entwickeln. Trotzdem, auf ihre eigene Weise sind sowohl in *The Year I Turn ...: A Quirky A-Z on Ageing* von Angela Neustatter (Gibson Square Books, London,

2013) als auch in Anne Karpfs Titel *How to Age* (The School of Life Series, Macmillan, London, 2014), beide nicht auf Deutsch erschienen, Züge von positivem Denken und Selbstoptimierung zu finden.

7 Seite 57: *Our Bodies, Ourselves* des Boston Women's Health Book Collective wurde 1970 bei New England Free Press, Boston, veröffentlicht. Die deutsche Ausgabe *Unser Körper, unser Leben: Über das Älterwerden – Ein Handbuch von Frauen für Frauen* erschien, im Kollektiv übersetzt, 1980 bei Rowohlt, Reinbek. Ich gehöre selbst jener Frauengeneration an, die aus diesem Handbuch viel über die Anatomie ihrer Genitalien und die vielfältigen Infektionskrankheiten erfuhren, die für sexuell aktive Frauen zur Gefahr werden konnten. Ganz egal, wie gut informiert ich hinsichtlich der gesundheitlichen Aspekte war, hielt das den Arzt, der mich mit 23 im Krankenhaus wegen meiner Beckenentzündung behandelte, nicht davon ab, mir zu sagen, ich sollte »meine Würde bewahren« als ich ihn bat, mich zu untersuchen.

8 Seite 60: Ich habe frei zitiert aus dem im *Journal of the American Geriatrics Society*, Ausgabe 11, April 1963, S. 347–362, erschienenen Artikel »The Fate of the Nontreated Postmenopausal Woman: A Plea for the Maintenance of Adequate Estrogen from Puberty to the Grave« von Robert A. Wilson und Thelma A. Wilson.

9 Seite 62: Robert A. Wilson, *Die vollkommene Frau* (Kindler, München, 1966, Deutsch von Dr. E. H. G. Lutz). Bei meinen Recherchen zur Hormonersatztherapie zog ich diverse Titel zu Rate; der in meinen Augen beste davon ist *The Pursuit of Perfection: The Promise and Perils of Medical Enhancement* (Pantheon Books, New York,

2003) von Sheila M. Rothman und David J. Rothman – in diesem Buch wird auch der Dissens zwischen Edmund Novak und Wilson detailliert beschrieben. Auch *Hot and Bothered: Women, Medicine and Menopause in Modern America* (Havard University Press, Cambridge, 2006) von Judith A. Houck ist gleichermaßen informativ wie unterhaltsam. Eine weitere Quelle: *The Estrogen Elixir: A History of Hormone Replacement Therapy in America* (Johns Hopkins University Press, Baltimore, 2007) von Elizabeth Siegel Watkins. Keiner der genannten Titel ist auf Deutsch erschienen.

10 Seite 62: Betty Friedan: *Der Weiblichkeitswahn*, Deutsch von Margaret Carroux, heute bei Rowohlt Repertoire, Reinbek, 2016.

11 Seite 68: Amanda Melpolder, Amy Widman und Joanne Doroshow, *The Bitterest Pill: How Drug Companies Fail to Protect Women and How Lawsuits Save Their Lives*, vom Center for Justice & Democracy 2008 veröffentlichtes Gutachten.

12 Seite 70: Ronald Wilsons Offenlegungen finden sich in Rebecca Goldsmiths Artikel »Advocate's Son Feared Dangers of Hormones« im *Star Ledger*, New Jersey, vom 13. Juli 2002.

13 Seite 82: Patricia Cohen zitiert in *In Our Prime: The Invention of Middle Age* (Scribner, New York, 2012), nicht auf Deutsch erschienen, aus dieser Ehrung der reifen Frau in der *Cosmopolitan*. Cohens quirliges und kluges Buch versucht sich an einer Art Biografie einer Idee: der des mittleren Alters. In der Hauptsache die Sozialgeschichte des Themas von der Mitte des 19. Jahrhunderts bis in die Gegenwart, erweitert Cohen die Geschichte mit großen Schlenkern hinein in Wissenschaft

und Psychologie. Ihr Hauptargument lautet, das mittlere Alter sei eine »dehnbare kulturelle Erfindung«, und sie zeigt in ihrem Buch auf, wie sich unsere Konzepte der Lebensmitte mit jeder nachfolgenden Generation gewandelt haben, während die ständige Veränderung von Gesellschaft, kulturellen Werten und medizinischem Wissen den Frauen zunehmend mehr Freiheit und den Menschen in der Lebensmitte allgemein immer mehr Macht verliehen hat. Der Aufschwung in diesem Titel – nie hat das mittlere Alter besser ausgesehen, nie war es in so guter gesundheitlicher Verfassung – spiegelt den Aufschwung der Babyboomer.

14 Seite 83: Das Zitat »Nichts ist unmöglich für eine alleinstehende Frau im gesetzten Alter mit eigenem Einkommen« findet sich in Sylvia T. Warner: *Lolly Willowes oder der liebevolle Jägersmann* (Luchterhand, Darmstadt, 1980, Deutsch von Ann Anders).
Für das in diesem Abschnitt behandelte Thema des erwachenden Sinns der Frau für gesellschaftliche Teilhabe habe ich außerdem bei Kay Heath nachgelesen, *Aging by the Book: The Emergence of Midlife in Victorian Britain* (State University of New York Press, New York, 2009), nicht auf Deutsch erschienen, und bei Kathleen Woodward, *Ageing and Its Discontents: Freud and Other Fictions* (Indiana University Press, Bloomington, 1991). Auch dieser Titel ist nicht auf Deutsch erschienen.

15 Seite 83: Frederick W. Taylor, R. Roesler, *Die Grundsätze wissenschaftlicher Betriebsführung* (Salzwasser Verlag Paderborn, 2011). Dort aus der »Einleitung« zitiert. Hintergründe zu Frederick Taylor liefert Robert Kanigel, *The One Best Way: Frederick Winslow Taylor and*

the Enigma of Efficiency (Viking Press, New York, 1997), nicht auf Deutsch erschienen.

16 Seite 85: siehe Fußnote 13.

17 Seite 85: Edith Wharton, *Twilight Sleep* (Virago Modern Classics, London, 1996). Diese englische Ausgabe enthält eine kurze, aufschlussreiche Einführung von Penelope Farmer. Zu Deutsch: *Dämmerschlaf*, aus dem amerikanischen Englisch neu übersetzt von Andrea Ott, Manesse, Zürich, 2013. Diese Ausgabe wiederum enthält ein gleichermaßen aufschlussreiches Nachwort von Verena Lueken. Sämtliche Zitate sind dieser Ausgabe entnommen.
Cheryl Miller offeriert uns in »The Painless Peace of *Twilight Sleep*« (*The New Atlantis*, No. 18, Herbst 2007, S. 99–106) eine Lesart des Romans aus der Perspektive von Geschichte und Wissenschaft und identifiziert dort die lebenden Vorbilder für einige von Whartons Figuren. So basiert der »Mahatma« mit seinen hüftumfangsschmälernden Ertüchtigungen und »mentaler Tiefenatmung« höchstwahrscheinlich auf dem bekannten Yoga-Meister und Gründer der Self-Realisation Fellowship Paramahansa Yogananda. Yogananda, indischstämmiger Sucher und später auch Seher, hielt in den Zwanzigerjahren in der New Yorker Carnegie Hall Vorträge zu Themen wie »Ewige Jugend: psycho-physiologische Zellverjüngung durch Nachladen der Körperbatterie.«. Pauline Manfords nächster Guru, Alvah Loft, Meister des »spirituellen Hausputzes« (dem Pauline sich verschreibt, um sich ihre Frustrationen entfernen zu lassen »wie Rachenmandeln«), hätte seinerseits wiederum sehr gut auch in Émile Coués Bestseller von 1922 gepasst, *Die Selbstbemeisterung durch bewusste Autosug-*

gestion (Neuübersetzung und Kommentar von Andreas Nieswandt, Schwabe Verlag, Basel). An diesen Ratgeber erinnert man sich heute hauptsächlich wegen seines ausgesprochen verderblichen Mantras »Es geht mir mit jedem Tag in jeder Hinsicht immer besser und besser«.

18 Seite 97: Mehr über die menschliche Fähigkeit zur Gesichtserkennung findet sich in dem Aufsatz »Understanding Face Recognition« von Vicki Bruce und Andy Young im *British Journal of Psychology* Vol. 77, No. 3 (August 1986), S. 305–327, sowie in dem Artikel »Discriminant Analysis for Recognition of Human Face Images« von Kamran Etemad und Rama Chellappa im *Journal of the Optical Society of America A*, Vol. 14, No. 8 (1997), S. 1724–1733.

19 Seite 98: Claudia Hammond, *Tick, tack: – Wie unser Zeitgefühl im Kopf entsteht* (Klett-Cotta, Stuttgart, 2019, Deutsch von Dieter Fuchs). Eher populärwissenschaftlich als bahnbrechend – dafür statt fachspezifischer Details mit nennenswerten Pluspunkten in Sachen Anschaulichkeit. Eine gute Sessellektüre.

20 Seite 105: Basil Buntigs monumentales 700-Strophengedicht »Briggflatts« wurde 1965 zum ersten Mal veröffentlicht. Die zitierten Zeilen entstammen Teil eins. Basil Bunting, *Briggflatts und andere Gedichte*, englisch / deutsch, Übersetzung von Elmar Schenkel (Verlag Droschl, Graz).

21 Seite 107: Was macht einen »guten Tod« aus? Eine sehr gute kulturgeschichtliche Auseinandersetzung mit unserer Haltung zu Tod und Sterben im Westen ist Philippe Ariès' bahnbrechende Studie *Geschichte des Todes* (dtv, München, 1978, aus dem Französischen von Hans-Horst Henschen und Una Pfau). Eine etwas phi-

losophischere Auseinandersetzung mit der Geschichte der Kunst des Sterbens bietet beispielsweise Mary Catharine O'Connors nur auf Englisch erschienene Dissertation *The Art of Dying Well: The Development of The Ars Moriendi* (AMS Press, Los Angeles, 1966).

22 Seite 112: C. G. Jung, »Die Lebenswende«, Vortrag, im Auszug veröffentlicht in: *Neue Zürcher Zeitung* (Zürich, 14./16. März 1930) unter dem Titel »Die seelischen Probleme der menschlichen Altersstufen«. Bearbeitet und erweitert unter dem jetzigen Titel in *Seelenprobleme der Gegenwart* (Psychologische Abhandlungen Band III) (Rascher, Zürich, 1931).
Aus: *Gesammelte Werke,* Band 8 Abschnitt 749–795 (Patmos Verlag, Mannheim 1998). Eine ausführliche Auseinandersetzung mit Jungs Gedanken über die Lebensmitte findet sich beispielsweise in Murray Stein: *In Midlife: A Jungian Perspective, 1983* (Chiron Publications, Asheville, 2014), nicht auf Deutsch erschienen. Außerdem habe ich diverse von Jungs Artikeln über die »Psychologischen Typen«, dem sechsten Band der *Gesammelten Werke,* zu Rate gezogen. Die Übersetzerin ergreift die Gelegenheit und dankt an dieser Stelle Alexandra Maria Koch für deren Unterstützung.

23 Seite 115: C. G. Jung, *Erinnerungen, Träume Gedanken.* Aufgezeichnet und herausgegeben von Aniela Jaffé. (Walter Verlag, Olten). Die deutschen Zitate entstammen der Sonderausgabe von 1985, und zwar dem Prolog sowie dem Kapitel mit der Überschrift »Die Auseinandersetzung mit dem Unbewussten«. Über Jung wurde viel geschrieben, und ich möchte an dieser Stelle besonders zwei Werke herausheben, die ich nützlich fand: eine von Polly Young-Eisendrath und

Terence Dawson herausgegebene nachdenkliche Einführung mit dem Titel *The Cambridge Companion to Jung* (Cambridge University Press, Cambridge, 2008), nicht auf Deutsch erschienen, sowie Andrew Samuels' höchst lesenswerter Titel *Jung and the Post-Jungians* (Routledge & Kegan Paul, 1985), ebenfalls nicht ins Deutsche übersetzt.

24 Seite 118: Die klassische Definition des Begriffs der Liminalität wurde von dem Ethnologen Victor Turner geprägt und wird in diversen seiner Arbeiten beschrieben. Besonders erwähnt sei das Kapitel »Betwixt and Between: The Liminal Period in *Rites de Passage*«, aus Victor Turners *The Forest of Symbols: Aspects of Ndembu Ritual* (Cornell University Press, Ithaka, 1967), S. 93–111. Dieser Titel wurde nicht ins Deutsche übersetzt. Hier beschreibt Turner den als Liminalität bezeichneten Schwellenzustand als »fruchtbare Dunkelheit«. Er sagt: »Liminalität ist der Bereich primitiver Hypothese, wo eine gewisse Freiheit herrscht, mit den Faktoren der Existenz zu jonglieren. Wie im Werk von Rabelais existiert eine wirre Vermischung und ein Nebeneinander der Kategorien Ereignis, Erfahrung und Wissen mit erzieherischer Absicht« (S. 106). Eine ausführlichere Auseinandersetzung bietet Victor Turners *Das Ritual: Struktur und Anti-Struktur* (Campus Verlag, Frankfurt am Main, 2005, aus dem Englischen von Sylvia M. Schomburg-Scherff) in den Kapiteln 3 und 5.

25 Seite 132: Die Psychoanalyse meint mit »spiegeln« eine Form der Übertragung. Eine Ausnahme ist Lacans Konzept des »Spiegelstadiums«, eine wesentliche Entwicklungsphase des Kindes zur Bildung der Selbstidentität. In der einschlägigen Literatur wird mit diesem Begriff

Bezug auf die Entwicklung des frühkindlichen Selbstbewusstseins genommen. Wer mehr zu den Hintergründen der Theorie der Mutter-Tochter-Spiegelung erfahren möchte, die eher der Kategorie der Übertragung zuzuordnen ist, dem sei zum Einstieg *The Mother / Daughter Plot: Narrative, Psychoanalysis, Feminism* von Marianne Hirsch empfohlen (Indiana University Press, Bloomington, 1989). Auch dieser Titel ist nicht auf Deutsch erschienen.

26 Seite 133: Suzanne Braun Levine, *The Woman's Guide to Second Adulthood: Inventing the Rest of Our Lives* (Bloomsbury, London, 2004), nicht auf Deutsch erschienen. Levine hat sich, ähnlich wie Christiane Northrup, zu einer One-Woman-Industrie entwickelt. Sie veröffentlicht Hochglanzselbsthilferatgeber und TED Talks am laufenden Band und predigt Selbstakzeptanz. Der Titel eines ihrer Bücher sagt alles: *Fifty is the New Fifty* (Viking, New York, 2009)

27 Seite 134: Die Zitate über die paulinische Atmosphäre in Wien und Joan Eriksons Erkenntnis sind in der Biografie *Identity's Architect: A Biography of Erik H. Erikson* von Lawrence J. Friedman nachzulesen. (Free Association Books, London, 1999) Dieser Titel ist ebenfalls nicht auf Deutsch erschienen.

28 Seite 135: Erikson stellte sein Stufenmodell der Persönlichkeitsentwicklung erstmals in seinem Buch *Kindheit und Gesellschaft* vor (zuletzt verlegt bei Klett-Cotta, Stuttgart, 2005, Deutsch von Marianne von Eckardt-Jaffé). Vollständig ausformuliert wurde das Modell dann in *Identität und Lebenszyklus: Drei Aufsätze* (Suhrkamp, Frankfurt am Main, 1966; derzeit bei Suhrkamp, Berlin, 2003, Deutsch von Käte Hügel) und

in *Der vollständige Lebenszyklus* (Suhrkamp Taschenbuch, Berlin, 1988, Deutsch von Waltraud Klüwer), ein Titel, an dem seine Frau als Co-Autorin beteiligt war. 1988, ein Jahr nachdem Joan mit 94 gestorben war, wurde eine erweiterte Ausgabe veröffentlicht: *The Life Cycle Completed, Extended Version.* Sie enthielt ein von Joan in ihren Neunzigern verfasstes zusätzliches Kapitel, das eine neunte Entwicklungsstufe, das Stadium des Greisenalters, zum Inhalt hatte. Der in dieser Phase zu bewältigende Konflikt entsteht zwischen den Polen »Ich-Integrität« und »Verzweiflung«. Die zu erlangende Tugend ist die »Weisheit«.

29 Seite 140: Der vollständige Titel von Francine Beenes' Abhandlung (unter Mitwirkung von M. Turtle, Y. Khan und P. Farol) – die erste von mehreren, die sie zu diesem Thema veröffentlichte – lautet »Myelination of a Key Relay Zone in the Hippocampal Formation Occurs in the Human Brain during Childhood, Adolescence and Adulthood«, erschienen in *Archives of General Psychiatry* (Vol. 51, No. 6, Juni 1994), S. 477–484.

30 Seite 140: »The Wonders of the Middle-Aged Brain«, in dem die neuesten neurowissenschaftlichen Erkenntnisse in diesem Bereich zusammengefasst sind, nimmt die gesamte Ausgabe von *On the Brain* in Beschlag, des vom Harvard Mahoney Neuroscience Institute herausgegebenen Newsletters (Vol. 19, No. 3, Herbst 2013). Wer sich genauer mit dem Thema auseinandersetzen möchte, dem sei folgender Artikel empfohlen: Schahram Akbarian und Farah Lubin, *Epigenetics and Neuroplasticity: Evidence and Debate*, Vol. 128 der Reihe *Progress in Molecular Biology and Translational Science* (Elsevier Science Publishing, 2014).

31 Seite 144: Hier können Sie einen Blick auf den Kopf von Balzac werfen: http://www.musee-rodin.fr/en/collections/ceramics/monumental-head-balzac. Was das Stendhal-Syndrom betrifft, findet sich alles in meinen Augen Wissenswerte darüber in Iain Bamforths unterhaltsamem Artikel »Stendahl's Syndrome« in: *The British Journal of General Practice,* Vol. 60, No. 581 (Dezember 2010), S. 945–946.

32 Seite 147: Meine Quelle für Everetts Theorien ist Peter Byrnes Artikel »The Many Worlds of Hugh Everett« in *Scientific American*, Vol. 297, No. 6 (Dezember 2007), S. 72–79. Bezüglich der Vielen Welten im heiß diskutierten Kontext der angewandten Physik sei auf Philip Ball verwiesen: »Is The Many World Hypothesis Just a Fantasy?«, *Aero* Magazin, 17. Februar 2015.

33 Seite 156: Ein Artikel mit dem Titel »Killer Whales, Grandmas and What Men Want: Evolutionary Biologists Consider Menopause« in *Science News*, 19. August 2013, weckte meine Faszination für das Klimakterium bei Walen. Obwohl im Laufe der letzten Jahrzehnte eine ganze Reihe Artikel erschienen ist, die sich mit dem Klimakterium der Großen Schwertwale befasst haben, bleibt die Frage, in welchem Maße die Weibchen auch Symptome aufweisen, ungeklärt. Doch die Informationen, die Meeresbiologen über das Verhalten weiblicher Schwertwale sammeln konnten, haben geholfen, unser Verständnis der Evolutionsbiologie höherer Säugetiere zu verbessern. Viele der Artikel, die ich gelesen habe, sind auf Englisch online verfügbar. Beispielsweise Eric J. Ward, Elizabeth E. Holmes und Ken C. Balcomb, »Quantifying the Effects of Prey Abundance on Killer Whale Reproduction«, aus *Journal of Applied Ecology*,

Vol. 46 (2009), S. 632–640; oder Emma A. Foster und andere, »Adaptive Prolonged Postreproductive Life Span in Killer Whales«, aus *Science*, Vol. 337, No. 6100 (14. September 2012), ab S. 1313; des Weiteren Lauren J. N. Bernt und andere, »Ecological Knowledge, Leadership and the Evolution of Menopause in Killer Whales«, aus *Current Biology*, Vol. 26, No. 6 (März 2015), S. 746–750. Absolut lesenswert ist außerdem das Buch *The Cultural Lives of Whales and Dolphins* von Hal Whitehead und Luke Rendell (University of Chicago Press, 2014). Auch dieser Titel ist nicht auf Deutsch erschienen.

34 Seite 156: Als K- und als R-Strategie werden zwei grundlegende Fortpflanzungsstrategien bezeichnet, die von dem amerikanischen Ökologen Robert MacArthur und dem Evolutionsbiologen E. O. Wilson formuliert wurden. Als K-Strategen bezeichnet man jene Arten, die sich mit ihrem Bestand an der Kapazitätsgrenze (K) der Umgebung orientieren, die sie besiedeln. Zu den R-Strategen gehören jene Arten, deren Bestand von ihrem biotischen Potenzial oder der maximalen Reproduktionsrate (R) bestimmt wird.

35 Seite 157: Erwähnter Aufsatz von George C. Williams über die »Großmutter-Hypothese« trägt den Titel »Pleiotropy, Natural Selection and the Evolution of Senescence« und erschien in *Evolution*, Vol. 11, No. 4 (1957), S. 398–411.

36 Seite 158: Siehe K. Hawkes, J. F. O'Connell und N. G. Blurton Jones, »Hadza Women's Time Allocation, Offspring Provisioning and the Evolution of Long Postmenopausal Lifespans«, aus *Current Anthropology*, Vol. 38, No. 4 (1997), S. 551–577.

37 Seite 162: Zum ersten Mal erwähnte Margaret Mead den »postmenopausalen Elan« in einem Interview für das *Life* Magazine 1959. Siehe auch Nancy Lutkehaus, *Margaret Mead: The Making of an American Icon* (Princeton University Press, Princeton, 2008), S. 73 (nicht auf Deutsch erschienen).

38 Seite 166: Die Feministinnen und Autorinnen Germaine Greer und Gail Sheehy brachten das Klimakterium gemeinsam aufs Tapet und machten es zu einem Thema, über das Frauen sowohl sprechen als auch schreiben konnten. Für meine Begriffe ist Germaine Greers *Ab 40: über Frauen, wie sie leben, was sie denken, wer sie sind* (Econ Taschenbuchverlag, Düsseldorf, Wien, 1993, Deutsch von Ulrike Bischoff und Sabine Steinberg) bis heute die unverblümteste und mutigste Darstellung des Klimakteriums und ist gespickt mit jeder Menge literarischer Bezüge, persönlicher Einblicke und politischer Seitenhiebe. Gail Sheehys Ratgeber *Wechseljahre – Na und?* (Bechtermünz, Augsburg, 2001, Deutsch von Hanne Gebhard und Christine Gebhard-Kochs) wurde zum Bestseller. Temporeich und anekdotenhaft serviert sie uns ein buntes Sammelsurium weiblicher Erfahrungen in den Wechseljahren, ohne ihre Geschlechtsgenossinnen zu verraten.

39 Seite 167: Der Text, der mich durch das Zahlenwirrwarr in Bezug auf Studien zum Thema Langlebigkeit geführt hat, heißt *Ewig jung? – Altersforschung und das Versprechen vom langen Leben* (Econ, München, 2002, Deutsch von Sebastian Vogel). Die Autoren S. Jay Olshansky, Professor an der School of Public Health an der University of Chicago, und Bruce Carnes befassen sich intensiv mit der regelmäßig stattfindenden Fehl-

interpretation von Statistiken und dem daraus resultierenden Missbrauch. Es gelingt ihnen außerdem, den falschen Argumenten, der Folklore und den pseudowissenschaftlichen Auseinandersetzungen rund um alles, das damit zu tun hat, wie und weshalb wir altern, die Nahrung zu entziehen. Was Michael Rose hingegen für mich so überzeugend macht, ist die Tatsache, dass er zu den Konvertiten zählt. Nachdem es ihm gelungen war, das Leben der Fruchtfliegen durch Selektion der besonders langlebigen Exemplare entscheidend zu verlängern, indem er von jeder Generation nur aus den Eiern Larven schlüpfen ließ, deren Mütter sie möglichst spät in ihrem Leben gelegt hatten, erkannte Rose irgendwann die Grenzen der Genomforschung. Nachzulesen beispielsweise hier: »Adaptation, Ageing and Genomic Information«, in *Aeging*, Vol. 1, No. 5 (May 2009) S. 444–450.

40 Seite 175: Meine Bagdad-Reise hat Eingang in die in Buchform gebrachte Geschichte meiner Familie gefunden. In *Last Days in Babylon: The Story of the Jews of Iraq* (Bloomsbury, London, 2007) brachte ich das Leben meiner Großmutter quasi in Romanform und zeichnete zugleich das Porträt einer Gemeinschaft, die einst beispielhaft war für das Bekenntnis des Irak zu einem frühen (ich spreche von den Zwanziger- und Dreißigerjahren) Experiment in Sachen Multikulturalismus und die dann auf tragische Weise der Realpolitik der Mitte des 20. Jahrhunderts geopfert wurde.

41 Seite 177: Judith Thurman: *Colette – Roman ihres Lebens* (Berliner Taschenbuch Verlag, Berlin, 2003, Deutsch von Brigitte Flickinger) ist schlicht und ergreifend die beste Biografie von Colette, die auf Englisch verfasst

wurde. Ich habe mich in diesem Kapitel schamlos daraus bedient. Leserinnen und Leser, die sich nicht durch 600 Seiten pralles Leben pflügen wollen, sei beispielsweise Angela Carters online verfügbarer, wundervoller Essay »Colette« empfohlen, erschienen in *London Review of Books,* Vol. 2, No. 19 (2. Oktober 1980), S. 15–17.

42 Seite 179: Colette, *La Naissance du Jour,* 1928, auf Deutsch zunächst unter dem Titel *Tagesanbruch* erschienen (Zsolnay, Berlin, Wien, Leipzig, 1928), Deutsch von Erna Redtenbacher und Helene M. Reiff, später dann als *Die Freuden des Lebens* (Zsolnay, Wien, 1961). Die englische Ausgabe *Break of Day* (Capuchin Classics, 2012) enthält eine wunderbare Einführung der Journalistin Lisa Allardice, in der sie sich ausmalt, wie sehr Colette sich über die »Selbstverbesserungs«-Literatur unserer Zeit amüsieren würde.

43 Seite 186: Simone de Beauvoir, *Das Alter* (Rowohlt Taschenbuchverlag, Reinbek 1977, Deutsch von Anjuta Aigner-Dünnwald und Ruth Henry).

44 Seite 188: Thomas Mertons Gedicht »A Practical Program for Monks« findet sich in *The Collected Poems of Thomas Merton* (Sheldon Press, 1978). Hier ins Deutsche übertragen von Sabine Längsfeld.

45 Seite 190: Maurice Goudeket, *Près de Colette,* zu Deutsch: *Colette* (Paul Zsolnay Verlag, Wien 1957, Deutsch von Stefanie Neumann). Goudeket beschreibt in seinen Erinnerungen unter anderem das Leben in *La Treille Muscate.* Es findet sich dort eine hinreißende, vermutlich vom Autor ein wenig aufgebauschte Beschreibung, wie Colette sich den Blumen in einem fremden Garten näherte. Er schreibt: »Sie anzusehen

genügte ihr nicht, sie mußte sie riechen und schmecken. Wenn sie einen fremden Garten betrat, sagte ich: ›Jetzt wirst du ihn wieder verschlingen.‹ Und tatsächlich bot sie, wenn sie sich hastig und gierig ans Werk machte, einen ungewöhnlichen Anblick. Dann gab es für sie keine dringendere Aufgabe, als den Garten kennenzulernen. Sie zog die Kelchblätter der Blumen auseinander, untersuchte sie, beroch sie lange; sie zerknitterte die Blätter, kaute sie, leckte giftige Beeren und tödliche Pilze und dachte intensiv über alles, was sie gerochen und gekostet hatte, nach. Auch die Insekten behandelte sie in gleicher Weise: sie wurden betastet, belauscht, befragt.« Am Ende solcher Erkundungen »glich sie einer Bacchantin nach dem Trankopfer (…). Nase und Stirn waren mit gelbem Blütenstaub befleckt, im zerzausten Haar hingen Grashalme, hier hatte sie eine Beule, dort einen Kratzer, der Puder war ihr vom Gesicht gefallen.«

46 Seite 205: Kirsty Milne, *At Vanity Fair: From Bunyan to Thackeray* (Cambridge University Press, Cambridge, 2015).

47 Seite 216: Es findet sich meines Erachtens keine bessere Kontemplation zur Poetik des Rituals und zu dessen Assoziation mit der kreisförmigen Qualität von Zeit als Mirceal Eliades klassische Studie aus dem Jahr 1955: *Kosmos und Geschichte, Mythos der ewigen Wiederkehr* (Verlag der Weltreligionen, Frankfurt am Main, Leipzig, 2007, Deutsch von Günter Spaltmann).

48 Seite 217: John Bunyan, *The Pilgrim's Progress, With a Life of John Bunyan by Robert Southey* (John Murray, London, 1983). Der Abschnitt über Christian und Pilgrim auf dem Fluss befindet sich in dieser Ausgabe auf

den Seiten 204–206. Eine deutsche Ausgabe der Pilgerreise zur ewigen Seligkeit findet sich zum Beispiel in sprachlicher Neubearbeitung von Johannes Falk bei SCM R. Brockhaus, Witten. Die im Text verwendeten deutschen Zitate entstammen jedoch der Originalübersetzung aus dem 19. Jahrhundert.

49 Seite 221: Laurence Binyon, »The Burning of the Leaves«, aus *The Burning of the Leaves and Other Poems*, herausgegeben von Cicely Margaret Binyon (Macmillan & Co., 1944). Hier ins Deutsche übertragen von Sabine Längsfeld.

50 Seite 229: Eine hervorragende Einführung in die Arbeit und die Ideen von Maurice Merleau-Ponty findet sich in der IEP, der Internet Encyclopedia of Philosophy (http://embodiedknowledge.blogspot.co.uk/) und ist gut geeignet, um auch etwas über den Zusammenhang zwischen dem philosophischen Verständnis dieses Themas und eher wissenschaftlichen Ansätzen zu erfahren. Wer sich für Merleau-Pointys Studien zum Blindtippen interessiert, dem sei sein Hauptwerk empfohlen, *Phänomenologie der Wahrnehmung* (De Gruyter, Berlin, 1966, übersetzt und mit einem Vorwort versehen von Rudolf Boehm). Das relevante Kapitel lautet »Die Räumlichkeit des eigenen Leibes und die Motorik« und enthält außerdem faszinierende Einlassungen zu den Themen Zahlenblindheit, Phantomgliedmaßen, Orgelspiel und vielen anderen mehr. Die Vorstellung einer verkörperten Identität findet sich auch in der psychoanalytischen Literatur, erwähnt sei hier R. Lombardi, »Body, Affect, Thought: Reflections on the Work of Matte Blanco and Ferrari«, aus *Psychoanalytic Quarterly*, Vol. 78, No. 1 (2009), S. 123–160.

51 Seite 230: Komarine Romdenh-Romluc, *Merleau-Ponty und Phenomenology of Perception* (Routledge Philosophy Guidebooks, 2011). Streng genommen, beschreibt der Begriff »absorbed coping«, zu Deutsch in etwa »verinnerlichte Bewältigungsstrategie«, den Quell unserer Gelassenheit, mit der wir in der Lage sind, uns in einer Welt mit einer Vielzahl von Handlungsmöglichkeiten zu bewegen, und die es überflüssig macht, sämtliche Handlungen zu durchdenken: beispielsweise das Verhalten auf einer Dinnerparty; das Lenkrad herumreißen, um niemanden zu überfahren; in die Küche laufen, um sich eine Tasse Tee zu kochen, während man mit den Gedanken woanders ist. Wie Romdenh-Romluc schreibt: »Der Erwerb einer motorischen Fähigkeit ist deshalb auch eine Frage der Kultivierung der Wahrnehmung entsprechender Gelegenheiten, sie einzuüben.« Je besser man die Fähigkeit beherrscht, desto mehr Gelegenheiten zur Anwendung wird man entdecken können. Das gilt sowohl für geistige als auch für motorische Fähigkeiten. Je vertrauter man mit einer Situation wird, desto mehr Werkzeuge stehen einem zur Verfügung, um adäquat darauf zu antworten. Für mich ist das die Quintessenz von Reife.
Der Begriff »absorbed coping« wurde von Hubert Dreyfus geprägt. Merleau-Pointy selbst hat sich etwas poetischer ausgedrückt und sein außenweltresponsives Verhalten als »mit dem Möglichen rechnen« beschrieben.

52 Seite 231: Noch einmal zitiert aus *Colette – Roman ihres Lebens* von Judith Thurman (Berlin Verlag, Berlin, 2001, Deutsch von Brigitte Flickinger).

53 Seite 231: »Wenn mein Körper denkt«, im englischen Original zitiert aus einem Aufsatz von Sharyn R. Udall,

Dance and American Art: A Long Embrace (University of Wisconsin Press, Madison, 2012), hier ins Deutsche übertragen von Sabine Längsfeld. Die deutsche Ausgabe ist schon länger vergriffen: *Claudine findet zu sich selbst* (Rowohlt, Reinbek, 1961, deutsch von Erika Danneberg).

DANKSAGUNG

Dieses Buch begann in Form von Gesprächen – mit FreundInnen, KollegInnen, mit meiner Mutter, meinem Mann –, Gespräche, die sich alle mehr oder weniger um ein Gefühl des Mangels drehten. Was hatte es mit dieser Krise in der Lebensmitte auf sich, mit diesem Angriff ungebetener Veränderung, diesem Schlag ins Gesicht, diesem riesigen Stolpern, dieser Kluft, diesem Sturz von der Klippe beziehungsweise mit der Klippe an sich? In diesem Zusammenhang gilt mein Dank Jill Chisholm und Kate Mossman, die mich dazu bewegten, meine ersten Gedanken zu diesem Thema für den *New Statesman* zu Papier zu bringen. Damit war der Samen zu diesem Buch gesät – und damit nahmen auch die Gespräche ihren Fortgang.

Melanie McGrath, Clare Bayley, Anne Goldgar, Greg Klerkx, Francis Spufford, Wendy Monkhouse, Victoria Finlay, Ingrid Simler, Larry Keith, Frances Barr, Katy Hazell, Tina Pepler, Katie Grant und Marcelle Bernstein danke ich für viele spontane Denkanstöße und ihre Begleitung, für ihre Freundschaft, ihre Einsichten und dafür, dass sie mit mir geteilt haben, welche eigenen Erfahrungen sie mit dem Älterwerden gemacht haben.

Darüber hinaus gilt mein Dank noch vielen anderen – für Hinweise auf nützliche Quellen oder die Inspiration zu neuen Gedankengängen: Kelly Boyd, Margaret Anderson,

Philip Hoare, Amanda Vickery, Julia Ryde, Iain Sinclair, Andrew Samuels, Barbara Steinmetz und Barry Bone. Greg Klerkx, Melanie McGrath und Francis Spufford nahmen es auf sich, schon frühe Entwürfe zu lesen, und erwiesen mir damit einen unschätzbaren Dienst. Ihre Anmerkungen und Vorschläge halfen dabei, das Buch klüger und komplexer zu machen, als es ohne sie möglich gewesen wäre. Eine frühere Version des Kapitels »Herz« erschien im Oktober 2014 in der Zeitschrift *Aeon* und trägt noch immer die Spuren von Brigid Hains' umsichtiger Redaktion. Seumas Milne und Ruairidh Milne sei Dank, dass sich in das Kapitel »Kopf« keine Fehler über ihre Schwester Kirsty einschleichen konnten.

Ich danke dem Arts Council of England für die großzügige Unterstützung. Das gewährte Stipendium wirkte wie Rückenwind und half mir dabei, die Arbeit an diesem Buch schneller und fokussierter zu beenden, als es ansonsten möglich gewesen wäre. Außerdem befinde ich mich in der überaus glücklichen Lage, von meiner Agentin Rebecca Carter und meinem Lektor Philip Gwyn Jones verlässlich unterstützt zu werden. Ich bin den beiden überaus dankbar für ihre kompromisslose Vision hinsichtlich dessen, was das Verlagswesen leisten kann und leisten sollte. Sie gaben mir die Freiheit, mich sowohl von meiner Neugierde als auch von meinem Gefühl der Dringlichkeit leiten zu lassen. Sie forderten mich kein einziges Mal dazu auf, die ungeschönten Wahrheiten, die ich artikulieren wollte, in Watte zu packen. Und wann immer eine Flaute drohte, konnte ich auf Rachel Shabi und Samantha Ellis zählen, auch bekannt als North London Iraqi-Jewish Women Writers Support Group, die mir wieder neuen Mut gaben.

In einem Klima, das es zunehmend schwerer macht, mit dem Schreiben sein Geld zu verdienen, bin ich dem Royal Literary Fund und Paul und Brigid Hains bei Aeon Media für die flexiblen Arbeitsmodelle dankbar, die mir den nötigen Raum gaben, um schreiben zu können. Apropos: Dieses Buch hat mich mit Haut und Haaren verschlungen, hat an vielen Abenden und Wochenenden meine ganze Aufmerksamkeit gefordert, und ich war aus unserem Familienleben oft völlig verschwunden. Ich danke meinem Ehemann Greg und unserer Tochter (die damit einverstanden war, hier aufzutauchen, solange ihr Name nicht genannt wird) für ihren Großmut und ihre Liebe.

Ich habe mir die größte Mühe gegeben, der Verantwortung gerecht zu werden, die der Entschluss mit sich bringt, persönlich zu schreiben. Ich bin mir natürlich bewusst, dass meine Sicht auf die geschilderten Ereignisse und Personen nicht die einzige ist und dass die Enthüllung meiner selbst oft mit der Enthüllung anderer Hand in Hand ging. Dieses Buch repräsentiert allein meine subjektive Version der Dinge. Andere, die darin vorkommen, haben ihre eigene Wahrheit, und es bleibt ihnen selbst überlassen, diese zu teilen oder auch nicht.